では，予防歯科の話をしようか

マーロウ先生の北欧流レッスン

大野純一 著

This book is originally published in Japanese
under the title of:

DEWA, YOBOUSHIKA NO HANASHI O SHIYOUKA
MARLOWE SENSEI NO HOKUO-RYU LESSON

(The 9 Lessons for Preventive Dentistry)

ONO, Junichi
  Ono Dental Office

©2010 1st ed.

ISHIYAKU PUBLISHERS, INC.
  7-10, Honkomagome 1 chome, Bunkyo-ku,
  Tokyo 113-8612, Japan

Contents

- *005*   プロローグ
- *007*   Lesson 1   病気と健康，そして検査と診断について
- *015*   Lesson 2   予防の目的と対象の明確化 —— クワドラント分類
- *025*   Lesson 3   クワドラント分類と主体的な臨床
- *037*   Lesson 4   だれを予防するのか？
- *047*   Lesson 5   予防のプランとシステム
- *055*   Lesson 6   原因の原因
- *065*   Lesson 7   マーロウ先生のリスク論 1
- *073*   Lesson 8   マーロウ先生のリスク論 2
- *085*   Lesson 9   マーロウ先生のリスク論 3
- *098*   エピローグ
- *100*   References
- *101*   あとがき

過去は苦痛に満ちていて，欺瞞ですらあるかもしれないし，将来は不確実で恐ろしいかもしれない．あるのは継続的な現在だ．そのなかでできるだけのことをしていればいいと思う．

(ロバート・B・パーカー 『告別』より)

> **主な登場人物**
>
> 私……歯科医師，留学生
> マーロウ先生……老開業医

プロローグ

　20世紀も終わりに近づいた頃の話である．大学の医局員生活にピリオドを打った私は，歯周病学の本場，北欧の港湾都市・ヤンセンバーグで留学生活を送っていた．

　地元で開催された学会に参加したときのことだ．そこでミニ・セッションがあった．壇上にはその国の予防歯科の研究者や，地域の公衆衛生担当者たちと並んで，小柄な年配の男性が座っていた．司会者にDr. マーロウと紹介されていた．
　Dr. マーロウの名前には見覚えがあった．というのも，以前に大学のクリニックで私が担当した患者さんの紹介元だったからだ．

　そのシンポジウムはある大企業が後援しており，その企業の新しい歯磨剤が最近のジャーナルで良好な臨床データを発表されていたこともあって，シンポジウムの途中まではその話題でもちきりであった．
　ところが，シンポジウムの中盤，それまで黙っていたマーロウ先生が発言すると，ディスカッションの流れはガラリと変わってしまった．マーロウ先生はこう言った．

「本質を知らないことはとても不自由だ．予防医療のコアな部分がわからずに，文献や予防グッズに流されてしまう．これは見ていて辛いものだ」

ペリオとは切っても切れない予防歯科やカリオロジーに関して，表面的なことしか知らなかった私は，マーロウ先生の言う"コアな部分"を知りたいと思った．

翌週，ヤンセンバーグ大学総合診療科のマッカラム教授に大学のカフェで会ったとき，マーロウ先生のことを聞いてみた．

「私の先輩で，友人でもあり，かつて南のほうの大学で予防歯科を教えていたとても優秀な教師であり，すばらしい臨床医だ」

後日，私はマーロウ先生にコンタクトを取った．快く会ってくれたマーロウ先生とは，以来，大学の授業が終わった後およそ1年間，予防だけではなく治療全般についてディスカッションを重ねることになる．

マーロウ先生と初めて個人的に話をしたとき，私はマーロウ先生が開業医としてどのように予防歯科を実践しているか，なにか特別なシステムや，ほかとは違う便利な器材を使っているかを聞いてみた．

マーロウ先生はこう言った．

「予防には特別な器材や薬剤は必要ないだろう．それに予防歯科学（Preventive Dentistry）という名前自体が，臨床の現場からみれば歯科大学のカリキュラムや講座割りをするときの都合だけで存在する便宜的なものに思える．

そして"予防"と"治療"を区別することにあまり意味がないとわかった瞬間に，君は今よりも賢くなるだろう」

この一言から，マーロウ先生のレッスンは始まった．

Lesson 1

病気と健康,そして検査と診断について

………「そう,健康と病気はあくまで相対的な関係なんだ」
マーロウ先生はニッコリして言った.………

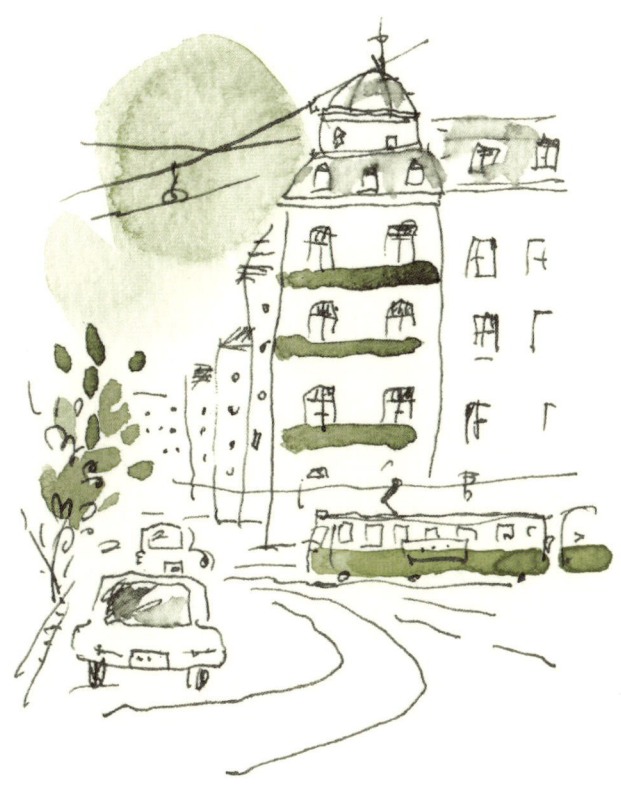

健康とはなにか,病気とはなにか,そして予防とはなにか,治療とはなにかについてマーロウ先生とディスカッションする.それらを理解することが,予防臨床の始まりである.

健康の定義ってなんだ？

　最初にマーロウ先生のオフィスを訪れたのは4月頃だったと思う．
　この国の長い絶望的な冬の厳しさが和らぎ，わずかではあるが，春の気配が感じられるようになっていた．ダウンジャケットはまだ手放せないが，日が延びたので人々の顔も明るく感じられる．イースター休暇の関係で，4月は患者さんの数もさほど多くはなく，比較的のんびりしていた．

　診察を終えたばかりのマーロウ先生は，白い清潔な診療着を脱ぎながら私にこう聞いてきた．
　「ところで，君はなぜ"予防"に興味があるのかね？」
　——長期のペリオのメインテナンス患者に多くのカリエス，特に根面カリエスが発生していることがきっかけでした．自分で勉強していくうちに予防，つまり病気になる前の健康なときに対処することへの可能性を感じるようになりました．

　私がそう言うと，マーロウ先生はニコニコしながらこう聞いてきた．
　「君の言う"健康"の定義はなにかね？　そして"病気"の定義は？　それがわからなければ，なにを予防し，なにを目指すかわからないはずだ」

　私は戸惑いながらもこう答えた．
　——健康とは，問題なく生活できることではないでしょうか．病気というのは，なにか身体に故障があって，生活できないことだと思います．
　そう答えるのがやっとだった．この質問が，これから紹介する一連の面白ディスカッションの最初のコンタクトである．

　北欧独特のちょっと濃い目のコーヒーを煎れながら，マーロウ先生は話し始めた．
　「では，こういう場合はどうだろう．癌細胞が増殖し始めてまだ何の症状も出ていないときは，問題なく生活できるだろう．でもそれは健康なのだろうか？
　老人が生活するのにちょっと人の手助けが必要になり，でもそれ以外は自立できているとき，その人は病気と言えるのかな？」

あいかわらず戸惑っている私を見てニコニコしている．
「実は，"健康"と"病気"の定義は科学者，医療関係者，そして哲学者などの専門家の間でもはっきりしていない．というより，いろいろな表現のされ方をしている．
でも，私たちの意識のなかでの"健康"への認識はそう大差ないと思う．だから定義が明確でなくとも，なんとかやっていける．これは肝心なことだ」

後日，私が図書館でいろいろ調べたのは事実だ．
そこでわかったことはやはり同じで，確かに，この問題に関しては明確な定義は存在しないということ．ちなみに，WHOでは健康の定義を「病気や虚弱でないというだけでなく，肉体的，精神的，社会的に完全な状態」としているが，これに当てはまる人は，いったいどのくらいいるだろう？

——私たちはどう考えたらいいのでしょうか？
私が尋ねると，マーロウ先生は持っていたボールペンで，黄色いパッドにこう書いた．

> 健康＝病気でないこと
> 病気＝健康でないこと

なーるほど．私の中で何かがストンと落ちた．
「そう，健康と病気はあくまで相対的な関係なんだ」
マーロウ先生はニッコリして言った．
「ただし私は専門家ではないから，これはプライベートな見解だがね．でも長年そう思って困ることはなかったし，逆に年々その考えは強くなっている」
マーロウ先生の長年の臨床経験からくるコメントだ．
「しかも，その2つはコインの裏表のような対極でなく，連続的な関係だ」
私はちょっと混乱してきた．
——"病気"の反対が"健康"だと思っていました．お互い相容れないものとして．

この考え方は臨床にどう役に立つのだろう？
さらにディスカッションは続く．
「君は"正規分布"という言葉を知っているかね？」
いきなり統計学用語が出てきて，ドキッとした．

　この国の高等教育では，文系理系を問わず，統計学がものすごく重視されている．留学したての1学期に統計学の授業があった．ペリオで留学したのに，まさか数学の教科書と格闘するなんて思いもよらなかったが，おかげで今は正規分布の意味だけは知っている．
　ものすごく簡単に言うと，平均値を中心として左右対称の山状にデータが分布することだ．これは統計に強い人にそのまま言うと怒られるが，ここでは統計に慣れていない読者の理解を優先することにする．
　マーロウ先生はカルテ用紙に正規分布の図を描いた．

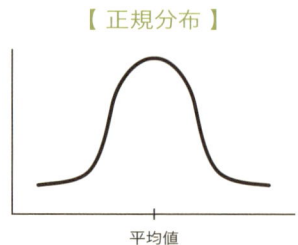

データが平均値を中心に左右対称の山を描くように分布

「これはある国の中年男性の収縮期血圧の分布だ．WHOの定義では，高血圧は140以上となっている」
　マーロウ先生は140mmHgのところに線を引いた．

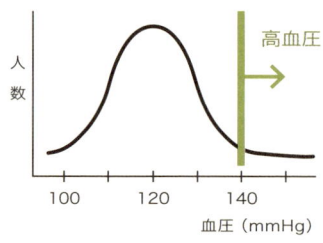

「ここを"カットオフポイント"という．君の主治医は血圧を測り，診断する．右が高血圧，左がそうでない人……もう君は，私の言おうとしていることがわかっているね．
　高血圧症のカットオフポイントは，合併症の出る確率をもとに決められている．カットオフポイントの右側は左側より合併症の出る確率が高い．これは間違いない．注意しなければならないのは，左にいたからといって，"健康"とはかぎらないことだ．確率が低いだけだ．でも診療室では検査をして，ある一定の値以上になると，病気と診断され，投薬や治療が施される」
　——言われてみるとそうですね．納得できます．

「同じような例が歯科にもたくさんあると思う．君の専門のペリオを例に考えよう．普通，スケーリング・ルートプレーニングはどんな部位に行うかね？」
　——教科書的には"病的ポケット"，つまり4mm以上の歯周ポケットで，プロービングのときに出血してくる部位です．
「歯周ポケットの深さが3mmだったら？」
　——プラークコントロールのみでしょう，プラークがあれば．
「では3.8mmだったら？　さらに3.9mmだったら？　まあ，普通はそこまで測らないだろうが」
　マーロウ先生はにこやかに問いかけてくる．
　そして次の質問に，私の思考は一瞬停止した．
「3.8mmと4mm，たった0.2mmの差で，なぜ対処法が変わるのだろう？」

　診断を，症状の有無のみで判断するならどんなに楽だろう．現代医学では検査で引っかかると，"病気"のスタンプが押される．病気と健康の境界があいまいならば，どうすればいいのだろう？

病気のあいまいさと診断

　病気のあいまいさと，診断の関係について，マーロウ先生は話し続ける．
「病気の定義はとてもあいまいだ．でもそれでは，診療室ではとても不自由だ．

目の前の患者を相手に,医療哲学を講じるわけにはいかないのだから」
　たしかに,客観的な根拠がほしい.私たちは「○○だから治療が必要です」といった説明をしなければならない.

　マーロウ先生とのディスカッションは続く.
「診療室では,その患者に治療が必要かどうか,が大切だ.そのために君はなにをする？」
——資料収集ですか？
「もっと具体的に言うと？」
——"診査"とか"検査"です.
「そう.でも,その"診査"と"検査"で病気がはっきりとわかるだろうか？」

　またまた考えてしまった.
　病気には治療が必要だ.健康と病気は連続していて,その境界線があいまいならば,診査や検査で病気か健康かを判断しようとすることには,無理がある.

「君は"Pathological"（病的）という言葉を知っているね.検査は"病的"であるかどうかを教えてくれるだけであり,病気の存在を直接教えてくれるわけではない.症状があれば,なにか異常が起きていることは誰でもわかるが,症状が出ていない場合はとても判断が難しい.病的なデータとは,病気の証拠というより基準から大きく外れたデータにすぎない」
　いままで考えもしなかった.

　マーロウ先生は続けて言う.
「多くの医療従事者はこのことがとても不明確だ.得てして,"病気（Disease）"と"病的（Pathological）"の違いがあいまいだ.意味がごっちゃになってしまっている.
　そして,私はこう思う——われわれが病気であるかどうかを"診断"することは,実はとても傲慢なことだ,と.病気と健康の間に線引きすることは,自然界ではとても不自然なことだと思う.疾患は連続しているからだ.
　しかし,われわれが"介入"をすべきかどうかを判断するときには,線引きが必要だ.目の前に患者がいるからだ」

——そうか，つまり診断って"病気"があるかないかよりも，なにかすべきかどうかを判断する目的なんですね．
　「そのとおり．これに関してはデンマークのウルフ先生が，著書のなかで面白いことを言っている」
　『*診断とは介入における心のよりどころである*（Diagnosis is the mental resting place on the way to intervention.）』[1)]

　このとき，私は臨床医として大切なものを学んだという知的快感を得たが，でも，診療室ではどうしたらいいのだろう？

　マーロウ先生のアドヴァイスはこうだ．
　「患者への説明で"あなたは病的だけども，病気かどうかは別だ"と言ったところで，混乱させるだけだ．これは君の心の中に根づいていればいい．
　ただ，臨床判断や意思決定を行う際にこのことがわかっていると，百万の援軍を得たことになる．自分で自分を誇りに思えるようになる」

　現に，患者へ説明をしているときも，マーロウ先生は患者のために，
　病的＝病気＝要治療
　病的でない＝健康＝要予防
　としていた．
　これはとても大切なことで，ソクラテスもこう述べている．
　『大工と話すときは大工の言葉を使うべきだ』と．

Lesson 2

予防の目的と対象の明確化 ── クワドラント分類

……「"予防"とは，上のクワドラントの
患者をそのままに留めておくことだ」……

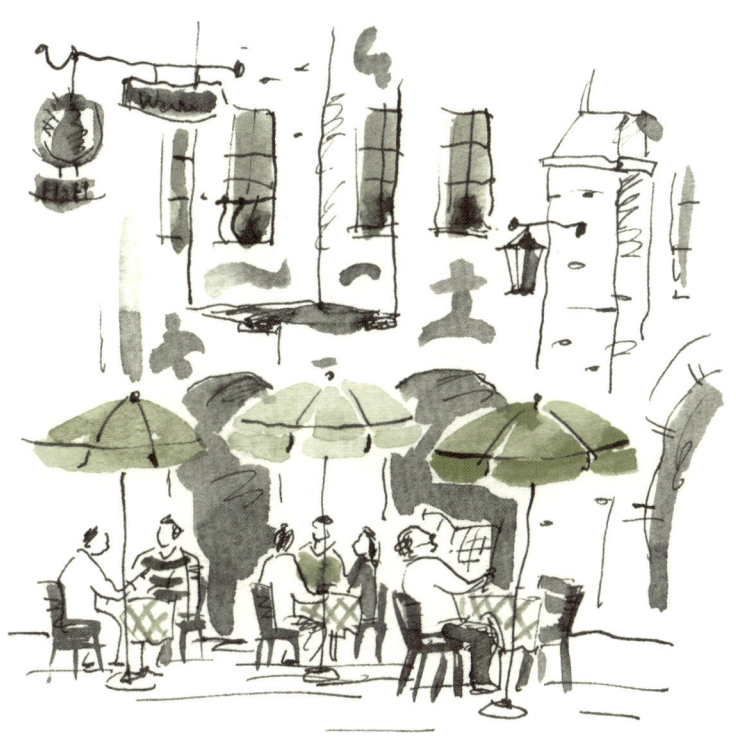

　Lesson 1 では，病気と健康の違いはとても不明確で，予防と治療の境界も
あいまいであることを理解してもらった．しかし一連のレッスンを受けるう
えで，"予防"という言葉で同じ認識をもつことはとても大切である．ここ
では"クワドラント分類"という考え方を用いて，"予防"を定義づけてみた．

5月初旬の北欧を一言で表すと，"小さな春"だ．日によっては上着が必要だが，冬将軍がまるで敗残兵のごとく去っていくのがわかる．
　5月も末になると，信じられないスピードで，一日ごとに太陽がその輝きを増していく．もし夏将軍という言葉があるのなら，今は夏将軍の凱旋パレードを準備している気分だ．

　私は毎日，小さな森の斜面にある小道を抜けて大学へ通う．その小道の道端に咲く花も，一日ごとにどんどん輝いていき，これから6月まで，森はまるでオモチャ箱をひっくり返したようなにぎやかさを見せるだろう．

　マーロウ先生は診療が終わると，カフェでのんびりするのが好きだ．
　今日のレッスンはカフェ・ブルーが教室だ．カフェ・ブルーはマーロウ先生お気に入りのカフェで，ベルサ通りとバーサ通りの交差点にある．オープンカフェには涼しかったので，窓際の席に陣取ってのトークとなった．

クワドラントで考える

　Lesson 1でマーロウ先生は，「診断とは，病気か健康かを知ることではなく，なにかすべきかどうかを判断する根拠だ」と教えてくれた．

　この場合の"診断"とは，たとえばペリオやカリエス，エンドや咬合など，個々の問題に対して行われるものだ．複数の問題をもつ患者では，治療計画を立てる前に，それらの診断結果をまとめておくと，便利になる．

　そのためにマーロウ先生は，患者を"歯科医師の視座"から4通りに分類するという．
　① 理想的な状態（Optimal）……Oクワドラント
　② 許容範囲内の状態（Acceptable）……Aクワドラント
　③ 問題のある状態（Problem）……Pクワドラント
　④ 病的ではないが，患者が不満に感じている状態（Unsatisfied）
　　　……Uクワドラント

マーロウ先生はテーブルの上のナプキンに，ボールペンで図を描いてくれた．

【 来院患者クワドラント 】

Optimal O	Acceptable A
Unsatisfied U	Problem P

理想的な状態（Oクワドラント）とは"歯科医師が診て問題がなく，また発症のリスクが低い"ということ．過去に発症していても，その治療の結果が満足な状態である．

許容範囲内の状態（Aクワドラント）とは，"歯科医師が診て問題はないが，発症・再発のリスクが残る"ということ．
　ペリオで根分岐部病変や深い残存ポケットなどが認められるが，進行が止まっているケースなどだ．修復治療なら，齲蝕病変は認められないが，マージンが不適合でプラークの停滞因子などがあるケースが含まれるだろう．

Pクワドラントは，"歯科医師が診て治療したほうがいいだろうと考える"**ケースだ．**具体的には，進行性病変や疼痛，機能・咀嚼障害を有している患者のケースといえるだろう．
　場合によっては患者が治療を望まないケースもあるが，患者の希望や事情はクワドラント分類にはなんの影響も与えない．それらは，この後の治療計画・予防計画に反映させるものだからだ．このクワドラント分類は，診断と同じく，その患者の状態を示すものなのだ．マーロウ先生はこう言っていた．
　「診断に患者の希望や医師の願望を入れてはいけない．患者の事情は治療計画に入れるべきだ」

　最後の**Uクワドラントは少し説明が必要だろう．定義は単純で，**"歯科医師は治療の必要を認めないが，患者は問題があると考えている"**ケース**だ．

Uクワドラントには，2つのケースが存在する．
1つめは，実は病的な状態だが，歯科医師が検出できないケース．
2つめは，歯科医師もその状態を認知できるが，病的とは言えないケースだ．

マーロウ先生は，クワドラント分類と治療計画の違いをこんな表現で解説してくれた．
「治療計画を"地図"と考えると，このクワドラント分類は"ジャイロ（羅針盤）"だ．現在どこにいるか，どこへ向かうべきか，を明確に示してくれる」
以下に，各クワドラント別に対処法と特徴を示す．

各クワドラント別の対処法

OクワドラントとAクワドラントの本質的な違いはなんだろう？
O/Aクワドラントの患者に対する介入は，いわゆる"予防"と呼ばれる．どちらも当面の問題はないが，高いリスクが残る場合はAクワドラント，そうでない場合はOクワドラントに入る．

したがって，同じ予防といっても，Aクワドラントの介入目的はリスクコントロールをし，Oクワドラントへ移動を試みること．これに対し，Oクワドラントは介入によりOクワドラントに留まる現状維持が目的になる．

【 Aクワドラントの患者の目標 】

O ←	A
U	P

Oクワドラントへ移動すること

リスクの高低を判断するためには，"リスク"というもの自体への理解が必要になる．これについては，Lesson 7〜9に詳しく解説する．

Pクワドラントの定義をもう一度確認するが，"歯科医師が診て問題のある状態"だ．

Pクワドラントの患者への介入のゴールは，上のクワドラント（OまたはAクワドラント）に移動することだ．

基本的にOクワドラントへの移動を目指すべきだが，介入方法の選択や患者の事情（保存不可能な歯のとりあえずの保存など）によって，あえてAクワドラントへの移動を設定したり，結果としてAクワドラントへの移動となることもある．

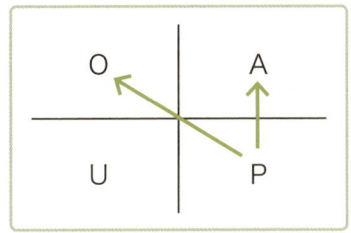

O／Aクワドラントへ移動すること

Uクワドラントには2つのケースが存在すると述べた．1つめのケース，すなわち"歯科医師が検出できないケース"は，臨床でもよく遭遇する．

なぜなら診査や検査には限界があるからだ．あるレベル以下だと，"異常なし"となる．

これはマーロウ先生も常に私に言い聞かせてくれたことだが，そうなった場合，基本的には3つの選択肢があるという．

1つめは経過観察
2つめは可逆的な対処療法
3つめは専門医・専門機関への紹介

いずれにせよ，患者にはこう説明が必要である――「診察，診査，検査では治療を行う根拠が見つからない」と．

信頼関係がまだ構築されていない患者だと，あなたの能力を疑うかもしれない．あなたはそんな状況に不安を感じるだろうか？

私もかつてはそれがイヤだった．ひょっとしたら，問題が発見できないのは患者のせいだ，と心の底で思うことで，不安から逃れていたと思う．それはとても傲慢であった．

そんな経験をマーロウ先生に伝えると，先生は笑いながらこう言ってくれた．

「正直こそ臨床医にとって最大の武器だ」

私は，マーロウ先生のこの言葉で救われた．

このパターンに当てはまるケースでは，"Pクワドラントに移動させないこと"が当面の目標となる．

Uクワドラントにおける本当のムンテラ

Uクワドラントの2つめ"歯科医師もその状態を認知できるが，病的とは言えないケース"は，特定の歯科医院，歯科医師は日常よく遭遇することと思う．たとえば，審美的な問題や不正咬合に対して審美歯科治療や矯正歯科治療を行うオフィスなどだ．

先日，私のオフィスに，30代の患者が口臭を主訴に来院した．

歯周検査や舌苔の診査でも異常はなく，病的な所見は認められなかったし，肝心の口臭も，私やスタッフはその時点では特に感じなかった．患者は，配偶者に口臭を指摘されたという．

私は「朝起きてすぐでしたか？」と尋ねてみた．

患者は驚いて答えた．

「ええ，朝起こしてもらったときにベッドの脇で言われました」

これは睡眠中の唾液の分泌低下による生理的な口臭であると診断し，口臭発生のメカニズムと対処法を説明し，病気はないと伝えた．次回来院時には，問題は解決していた．

この患者は，最初Uクワドラントに含まれていたが，説明だけでOクワドラントに瞬間移動したケースだ．これはほんとうの意味のムンテラ（ムントテラピー）だと思う．

このように，Uクワドラントの患者のなかには，ムンテラのみで上のクワドラントに移動できるケースがある．

【Uクワドラントの患者にムンテラが成功した場合】

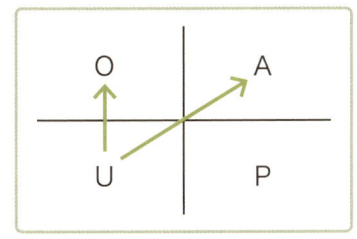

上のクワドラントに瞬間移動する

　ムンテラでクワドラントを移動する患者がいる一方で，Uクワドラントのまま留まるケースもある．
　あるとき，顎関節のクリック音が主訴の患者が来院した．機能的には問題がなく，診査の結果，病的ではないと診断した．しかし，前医の「治療が必要です」というコメントがこの患者に強い影響を与えていたようで，依然，Uクワドラントのままであった．

　そして，こんな例もあった．
　転院してきた総義歯患者が，「食事には不自由しないが，氷が噛み砕けない」と相談してきた．読者の皆さんのなかには氷をガリガリ噛み砕く総義歯を製作できる人もいるかもしれないが，私にはできないし，また氷を噛み砕けないことが日常生活で問題になるとも思えないので，このケースもUクワドラントのままであった．

　ただ，Uクワドラントの患者では積極的な（非可逆的な）治療を行い，患者の主訴を解決する選択もありうると思う．
　たとえば，審美を目的とした補綴処置や矯正治療などだが，この場合は，細心の注意を払う必要がある．なぜならば，患者は上のクワドラントに移動せずに，Pクワドラントへ横滑りするだけかもしれないからだ．PクワドラントはUクワドラントよりも悪い状態である．

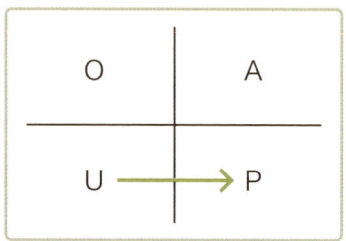

【 介入の失敗 】

介入が失敗すると，P クワドラントへ移動してしまうことがある

上のクワドラントと下のクワドラント

"予防" を理解してもらうために，マーロウ先生のクワドラント分類を紹介してきた．

マーロウ先生は言う．
「いわゆる "治療" が必要なのは，4 つのクワドラントのうち下の 2 つ，U/P クワドラントだけで，O/A クワドラントにはいわゆる "予防" が必要になる．"いわゆる" とわざわざつけたのにはワケがあるが，あとで話そう．
この "治療" とは，U/P クワドラントから O/A クワドラントへと移動させることだ．
そして "予防" とは，上のクワドラント（O/A クワドラント）の患者をそのままに留めておくことだ．これを失敗すると，P クワドラントに落ちてしまう」

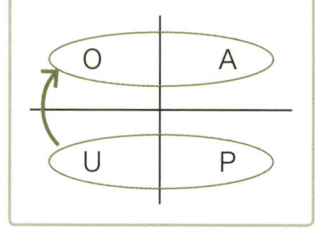

【 治療とは 】

上のクワドラントへ移動させること

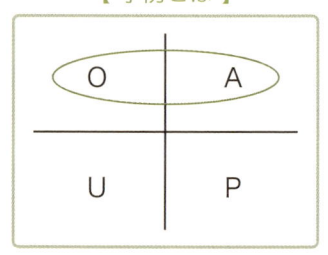

【 予防とは 】

上のクワドラントに留めること

さらにクワドラント・ベースで臨床を考えると，面白い発見がある．
　たとえば，カリエスに対して高濃度のフッ化物を使うときだ．病変がない段階で用いると"予防"と呼ばれるが，白斑などの病変が成立している段階では再石灰化を目的とした"治療"として扱われる．こんな例が，歯科にはいくつもある．

　つまり，患者がどのクワドラントにいるかで，同じ行為が予防にも治療にもなりうる．要するに，厳密な予防と治療の区別はあまり意味がないのだ．
　マーロウ先生は2つをまとめて，"介入（Intervention）"という言葉を好んで使っていた．

　しかし，患者には，"予防"や"治療"といった言葉はわかりやすいものだ．予防も治療も，その本質は健康へ向かおうとしているベクトルであることに変わりはない．
　そしてLesson 1で述べたが，健康と病気はその境界部分があいまいなように，予防と治療も境界は不明確だ．ただし，われわれの間でそれらに対する具体的なイメージは共有していると思う．

　したがって，私はその違いを明確にすることに対し，あえて言葉による定義づけの必要性はあまり感じないものの，"予防とはなにか？"という問いに対してクワドラント分類はとても便利なツールになる．
　つまり，
　予防：上のクワドラントに留まろうとする行動や介入
　治療：下のクワドラントから上のクワドラントへ移動するための行動や介入
　と言うことができると思う．

Lesson 3

クワドラント分類と主体的な臨床

………「そんな特別な治療を行わなくとも，重症化を
事前に予測してそのリスクをコントロールしたり，
もっと簡単で単純な治療で事足りることのほうが，
"高度"で"先進"だと思わないかね」………

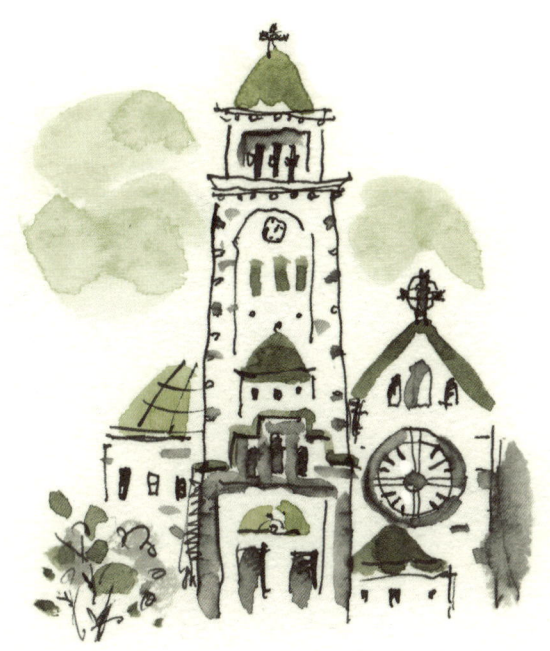

　Lesson 2 で"予防"に関しての共通の認識をもったうえで，ここでは予防
臨床と治療の関係性について，マーロウ先生と考察する．"主体的な臨床"
というキーワードを使って，予防は治療と別個に存在しうるのか，予防を行
う前提とはなにか，についての理解を深めていきたい．

マーロウ先生のオフィスは，街のメインストリートに面した教会の裏手にある．入り口の脇のテナント紹介のボードには，小さく"歯科医師マーロウ"とだけ書いてある．ボードには数名の歯科医師の名前があるが，フロア全体が歯科医院になっており，それぞれが独立採算でシェアしている．

この国の開業医は，たいていこんな感じだ．

マーロウ先生のオフィスはチェアが2台．古いがよく手入れが行き届いている，本当にシンプルな診療室だ．

オフィスには，相棒の歯科衛生士のドミニクがいる．ドミニクにもいろいろ学ぶことが多かったが，そのことはいずれ別の機会で書いてみたい．

Event（事象）とStates（状態）

ここでは，Lesson 2で紹介したクワドラント分類について，もう少し掘り下げてみたい．

私はマーロウ先生に出会うまで，予防の目標は，"歯を削らない"とか"歯を失わない"といったことだと思っていた．先生の教えてくれた"予防の目標とは上のクワドラントへ居続けること"というのは，ちょっと新鮮だった．

マーロウ先生はこうコメントしてくれた．

「××しない，といった目標は，患者にとってわかりやすい．それも大切なことだ．クワドラントの考えを君が新鮮に思うのは，君の頭の中で"Event（事象）"と"States（状態）"の違いがはっきりしていないからだろう」

——"Event（事象）"と"States（状態）"？

私は，このディスカッションが自分の未来に大きな影響を与えることを直感した．

「Event（事象）とはなにかを起こしたり，なにかが起こったりすることだ．反対にStates（状態）は，それによってもたらされる結果と理解しておくとよい．この2つの違いを認識できると，君のストレスは著しく減るだろう」

——ストレスが減るって，とても興味深いですけど……．どう減るのでしょう？

マーロウ先生は，ゆっくりこう言った．
「まず理解してほしいのは，"Event（事象）がStates（状態）をコントロールすべきだ"ということだ」

主体的な臨床

「治療中や治療後の患者に予期せぬトラブルが起きたら，君はどう感じる？」
——ある程度予想できた場合には淡々としていられますが，そうでないケースはイヤな感じがします．
「ストレスを感じる？」
——ええ，とても．患者さんによっては不信感が芽生え，スタッフもそう感じることがあるでしょう．
「どんなに臨床経験を積んでも，そのストレスは決してゼロにはできない．しかし少なくする方法がある．それは"主体的な臨床"を行うことだ．
臨床で多くのことをコントロールできるようになると，たまにトラブルが起こっても集中して取り組むことができる．普段のトラブルが少ないからだ．そして，それが経験となって，さらに主体的な臨床へとシフトする」

——主体的な臨床とはどういうものですか？
「"主体的な臨床"とは，Event（事象）がStates（状態）をコントロールしている臨床だ．
どのクワドラントに患者がいても，目標を決める→プランを立てる→実行するという流れは同じだ．患者の状態によっては時間がかかるだろうが，主体的な臨床では，どんなに複雑な症例でも，惑星の運行のようにゆっくり着実に目標に向かう．われわれにとっても，患者にとってもストレスが少ない」

【 主体的な臨床 】

Event（事象）
↓ コントロール
States（状態）

術者，患者双方にストレスが少ない

今になって思えば，マーロウ先生は毎日ドミニクとたくさんの患者さんを診ていたが，初診以外で（私の知るかぎり）急患で来院する患者さんや，急性の痛みを訴えて来院する患者さんはとても少なかった．

おそらく，多くの患者さんが主体的な臨床の恩恵を受けていたのだと思う．

反応的な臨床

マーロウ先生はこうも言った．

「その反対に"反応的な臨床"というものがある．反応的な臨床ではなにかが起きて，なにかを行う羽目になる．States（状態）がEvent（事象）を支配しているということだ．主体的な臨床とはまるで逆で，このような臨床はわれわれにとっても，患者にとってもストレスが多いものだ」

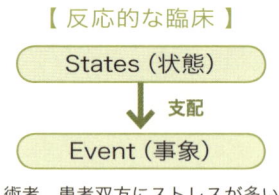

この話が出たとき，歯科大学を卒業して3年目の頃の自分の経験がフラッシュバックしてきた．

当時，私は，ある地方の工場の診療所で，毎週，アルバイトをしていた．従業員が数千人もいて，敷地はまるで一つの独立した街のようであった．アルバイトはとても高給で，専用の個室が与えられ，診療所の入り口に自分の名前が掲げられ，とても待遇には満足していた．

前任者から仕事を引き継いだ最初の日のことだ．10時から15時半まで1日15人ほどのアポイントの診療をこなしていたが，その日は，そのほかに7人の救急患者―すべて急性の自発痛や腫脹を訴える患者―が来院した．そのたびにアポイントを調整し，救急患者の緊急処置と投薬を行う羽目になった．

そんな状態では，通常のアポイントの患者の診療に大きな影響を与える．場当たり的な診療は後日の緊急処置の原因となることも容易に想像できたし，事実，そうであった．毎回そんな状態だった．

そこの常勤の歯科衛生士に聞いてみたが，これがなんとまぁ，日常の光景だという．

そして，診療日の違うほかのドクターの治療の様子を聞いて，さらにびっくりした．抜髄治療ではファイルやリーマーを使った後，エアシリンジからの水で洗うのみで根管充填し，その日のうちにレジンとスクリューで支台を作り，すぐに形成と印象採得を行ってしまう．これを30分のアポイントで行うというのだ．

ラバーダムは使っていないし，どんなに重症なペリオ患者でも歯周組織のコントロールすらされていない．当然，トラブルも多かった．そこでは"反応的な臨床"が支配していたために，そうせざるをえなかったのだろう．

これはこれでよい経験だと自分を慰めていたが，私は歯科医師としての自分が嫌いになっていることに気づいた．それからすぐに，高給に後ろ髪を引かれつつもそのポジションを友人に譲ったが，毎週，とてもストレスを感じていたものだ．今になって思えば，これはStates（状態）がEvent（事象）を支配していたためだ．

主体的な臨床について，マーロウ先生はこうもアドヴァイスしてくれた．
「**もちろん，予期せぬトラブルは，どんなに主体的な臨床を行っていてもゼロにはできない．ただそれが少ないと，余裕ができる．余裕は問題解決のためのエネルギーだ**」

予防も余裕がなくてはできない

いつだったか忘れたが，私は「帰国したら，"予防中心"の診療をしたい」と，マーロウ先生に相談したことがある．すべてを見通したように，マーロウ先生は静かに，そしてにっこりしながら，アドヴァイスをくれた．

「素晴らしい．実現したらとても楽しみだ．ただし，それには君自身の熱意とは別の条件が必要だろう」

——条件……ですか？　私自身の？

「そう．君は予防と治療の関係をどうみている？　たとえば，フットボールにはオフェンス（攻撃）とディフェンス（守備）があるだろう？」

——イメージ的には，"治療"がオフェンスで，"予防"がディフェンスだと思います．

「ほとんどの歯科医療関係者はそう思うだろう．それは，患者側の視点からみているからだ．予防で病気になるのを防ぎ，治療で悪いところを積極的に治す．

でも歯科医師の視点，特にオフィスの運営からみると，それは全く逆ではないかね？」

私はマーロウ先生の真意をはかるべく，しばらく考えてみた．

でも，イメージできない……．

マーロウ先生は，私が理解できないことを十分にわかっていたのだと思う．こう切り出した．

「スポーツでも歯科医院のマネジメントでも，いや，そればかりでなく，ビジネスや人生一般についての黄金の法則を教えよう」

マーロウ先生がお茶目に言い出したので，私は吹き出した．

——黄金の法則！　ぜひ知りたいものです．

「それはこうだ——"ディフェンスが強いと負けない"」

なるほど．

マーロウ先生のこの言葉に，私はとても北欧らしさを感じた．

余談だが，この国はナポレオンの時代からずっと戦争を回避してきた．人口わずか900万人のこの国の軍隊は，とても強力だという．軍用機，戦車，潜水艦は自国製で，攻撃・侵略型の兵器は少なく，防御型の兵器で重武装している．私がいた頃には徴兵制も維持されていた．戦車などは前進ではなく，撤退しながら戦えるような設計になっている，と友人が教えてくれた．

——野球もそうです．強いチームは守備が充実しています．
「なるほど，野球もそうか．
私が思うに，歯科臨床では治療が"守備"で，予防が"攻撃"だと思う」
——それは考えてもみませんでした．

椅子に深く座り，天井を見つめていたマーロウ先生はやがて，コーヒーをカップに注ぎ足し，それを美味しそうに飲みながら，自分の見解を説明してくれた．
「これは私の経験から言えることだが，"予防"は余裕がないとできないものだ」
——余裕？
「そう．想像してみたまえ．ひっきりなしに治療でトラブルの起こるオフィス，一日何人も急患の患者が駆け込んでくるオフィスで，君は"予防"ができるかね？」
私は先ほど紹介した工場の診療所のことを思い出していた．確かに不可能だ．現実的ではない．

「"主体的な臨床"は，充実した予防を行ううえで最低限の前提条件だ．つまり，歯科医師として充実した"予防"に携わるには，まず治療に長けていることが必要になる．
オフェンスはディフェンスが充実して効果を発揮するものだ．そう考えると，予防臨床の実践には，まず治療を充実させることだと思う．パーシャルデンチャーの不具合を訴えている患者に，いくらプラークコントロールの大切さを説いても，意味はないだろう？」
私の臨床観をひっくり返すような戦慄が走った．

「本当に"予防"を必要としているのは，治療が必要になる可能性がきわめて高い，リスクの高い人たちだ．君が予防を一所懸命やればやるほど，君の治療の技術や知識が必要になるし，治療に一所懸命になればなるほど，君は予防の知識や技術が必要になる．
前々から言っているが，そういったことからも，私は治療と予防を明確に区別して，別々に論じることは，魚の尻尾と頭は調理法が違うのか？　という議論と同じに思えてならない．魚は魚であり，臨床はやはり臨床なのだ」

予防は余裕がなくてはできない――この言葉は，私の心に響いた．そして，このことは帰国後に実体験することになる．

予防を行うオフィス

――先生のオフィスは，私が今まで自分の国で経験してきたオフィスの雰囲気となにかが違うのです．最近，それがわかりました．

「ほう，興味深いね．君の観察結果を聞きたいものだ」

――なんというか……つまりバタバタしていないのです．

「私はこのスタイルで長い間診療をしているし，ほかのオフィスのことはあまりよくわからないが，バタバタしていない，というのは患者さんが少ないということかな？」

――いえ，アポイント帳はいつも埋まっていますし，30分から1時間のアポイントは，私の国でもそう大きな違いはありません．でも，バタバタしていないのです．

これは，私の正直な感想であった．

それぞれのオフィスにはそれぞれのキャパシティ（許容度）というものがあり，それ以上に患者さんが増えると，オフィスは必ずバタバタし始める．

私はなぜ，マーロウ先生のオフィスがバタバタしていないのか，不思議に思っていた．格段にスタッフがてきぱきしているわけでもないし，特別な医院の運営システムがあるわけでもない．時間によっては待合室が一杯になってしまうことも変わらない．

そして何が違うのだろう，という疑問に対しての私の結論は，今回のディスカッションを通して自然に導かれた．

それは，マーロウ先生の診療はとても"主体的"であるということだった．つまり，予期したことが起こり，患者さんも歯科医師も，歯科衛生士もとても冷静であるということ．通院中の患者に関しての急患やトラブルがとても少ないのだ．

一流の開業医のオフィスを見学していても，これはあてはまる．

これに気づいてから，私は予防臨床をしっかり行うには，治療がしっかりしていなければいけないと思うようになった．先ほど紹介した工場の診療所での体験からも言える．野戦病院では，予防臨床はとても無理だ．

介入の目標を考える──クワドラント分類からみた歯科臨床

ヤンセンバーグ大学の診療室で，あるとき，下顎は天然歯だが歯周病で咬合が崩壊し，上顎はすでに無歯顎であった高齢の患者を担当した．

私はマーロウ先生の意見も聞きたいと思い（その頃には，マーロウ先生はすっかり私の師匠になっていた），X線写真とカルテを持参し，ケースディスカッションをしてもらった．

「この患者さんの介入目標は？」

マーロウ先生が確認を求めてきた．

――この患者さんの主訴は"食事ができない"ですので，この時点でPクワドラントにいることになり，何らかの介入が必要になります．それは，AまたはOクワドラントへ移動することです．

【Pクワドラントの患者の目標】

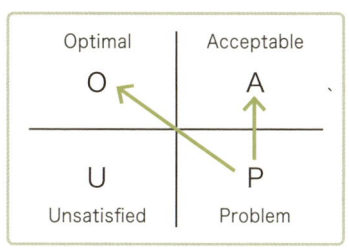

O／Aクワドラントに移動すること

「下顎の残存歯は保存可能だろうか？　君とブライス（私の指導教授で，マーロウ先生の後輩）はどう判断した？」

――私も教授も同じ意見で，天然歯の保存は逆に咀嚼能力の妨げになると判断しました．

「私も同意見だ．ブライスも全体が見える経験豊富な歯周病医だということだ．ところで，このケースのように顎堤の良好な無歯顎患者の第一選択は，君ならなにかな？」

マーロウ先生は聞いてきた．

日常臨床では，治療のオプションは２つあると思う．
１つめは総義歯による咬合の回復
２つめはインプラントによる咬合の回復
これに対し，マーロウ先生は，
「歯科医師同士で，どちらがいいかを議論するのは時間の無駄だ」
と言った．その理由は，どちらの治療も，P → O/A クワドラントを目指すということについては，本質的に同じものであるからだ．

インプラントの得意な歯科医師はまずインプラントを考えるであろうし，総義歯の得意な歯科医師は総義歯を考えるであろう．そこにサイエンスは存在しない．あるのは歯科医師の経験や好み，そして患者さんの希望や事情だ．どちらがいいかは，それぞれ言い分があるものだ．

治療の選択について，マーロウ先生は言う．
「医療には"Informed Consent（説明に基づく同意）"という美しい言葉があるが，診療室では，"Guided Consent（誘導された同意）"になりがちだ．ただ，これが悪いことかどうかはわからない．患者のなかには，自分で選択することを望む人もいれば，そのことにストレスを感じる人もいるからだ」
——では，私たちはどう考えればいいのでしょう？
「ゴールは"説明と同意"ではなく，患者の満足や納得だ．説明と同意はそのための一つの手段にすぎない」

インプラントをクワドラントベースで考えると，面白い見方ができる．マーロウ先生はこうコメントしてくれた．
「インプラントには２種類ある．一つは必要なインプラント，もう一つは不必要なインプラント．必要なインプラントは，患者を P クワドラントから A クワドラントへ移動させ，不必要なインプラントは，P クワドラントや A クワドラントのまま患者を留まらせる」

【 必要なインプラント 】　　【 不必要なインプラント 】

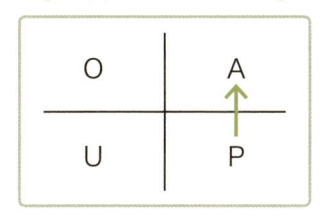

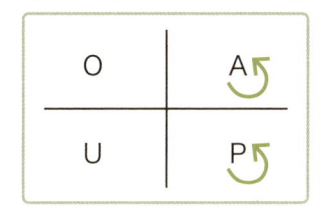

```
O | A              O | A↰
--+--             --+--
U | P             U | P↰
    ↑
```

　最近，あるケースに遭遇した．
　その患者の上顎第二大臼歯には，単冠のインプラントが埋入されていた．私は，こう尋ねた．
　——抜歯した後，噛みづらかったのですか？
　患者はこう答えてくれた．
　「歯が一本でもなくなると，将来，咬み合わせがおかしくなるので，インプラントが必要と説明されました」

　インプラント治療は，特に臼歯部においては機能障害の改善を目的に行われる．クワドラントベースで考えると，P → A の移動を目指すものでなければならない．A クワドラントの患者へのインプラントは，必要ないか，リスクやコストパフォーマンスで不利な"予防的措置"だと思う．

　"欠損歯列"を病的と捉えるのか，それに"機能障害"が伴ってはじめて病的と考えるのか？　咬合の治療にはいろいろな考え方があるものだが，私が影響を受けた補綴の概略や背景を学びたい人には，Owall らの"Prosthodontics: Principles and Management Strategies"[2] を薦めたい．

　クワドラント分類の思考がベースにあると，歯周組織再生療法についても冷静に考えることができる．
　GTR 法やエムドゲインは，P → O/A クワドラントに患者さんたちを移せるだろうか？　明らかにノーだ．
　再生材料が歯根面の感染を除去するわけではない．P → A の移動は再生療法ではなくて，その前の歯根面の清掃とプラークコントロールによるものだ．エムドゲインにしろ，GTR 法にしろ，歯周組織を再生させ，その形態を修正し，

コントロールを容易にする．つまり，A→Oの移動を試みる点では予防と同じ位置づけだ．ある部位の歯周組織の破壊が，再生療法が必要になるほど進行するには，なんらかの理由，特に生物学的リスクがあるはずで，それ自体は再生療法によって解決されるわけではない．

【 進行した歯周炎の治療 】

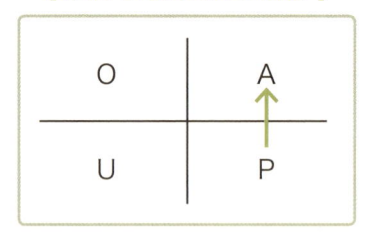

```
     O │  A↑
       │
   ────┼────
       │
     U │  P
```

P→Aの移動は再生材料でなく，プラークコントロールやSRPによるもの

ほんとうの高度先進医療

インプラントも，再生療法も，高度先進医療と呼ばれる．このレッスンでのマーロウ先生のコメントは，今でも私に大きな影響を与えている．

「捉え方の違いかもしれないが，そんな特別な治療を行わなくとも，重症化を事前に予測してそのリスクをコントロールしたり，もっと簡単で単純な治療で事足りることのほうが，"高度"で"先進"だと思わないかね」

つまり，よりシンプルな，より多くの専門家が行える技術——たとえば，どんな重症の歯周病の歯でもSRPだけで保存する，インプラントの必要性を感じさせない義歯を作る，そんな技術のほうがより高度ということだ．

つまり，マーロウ先生流"ほんとうの高度先進医療"とは，普通のことが普通にできることをいう．

そして，今の高度先進医療は，現代医学の歪んだ一面を映し出す．

マーロウ先生は言う．

「私の中では，それらの治療は高度先進というより"まれ"な治療だ．毎日行う治療とは決してなりえない．もし多くの患者がそんなまれな治療を必要としているとしたら，医療システムや学問が未発達な証拠ではないだろうか」

Lesson 4

だれを予防するのか？

………マーロウ先生は，「予防の対象をまず来院患者全員に広げてみてはどうだろう？」と言っていた．………

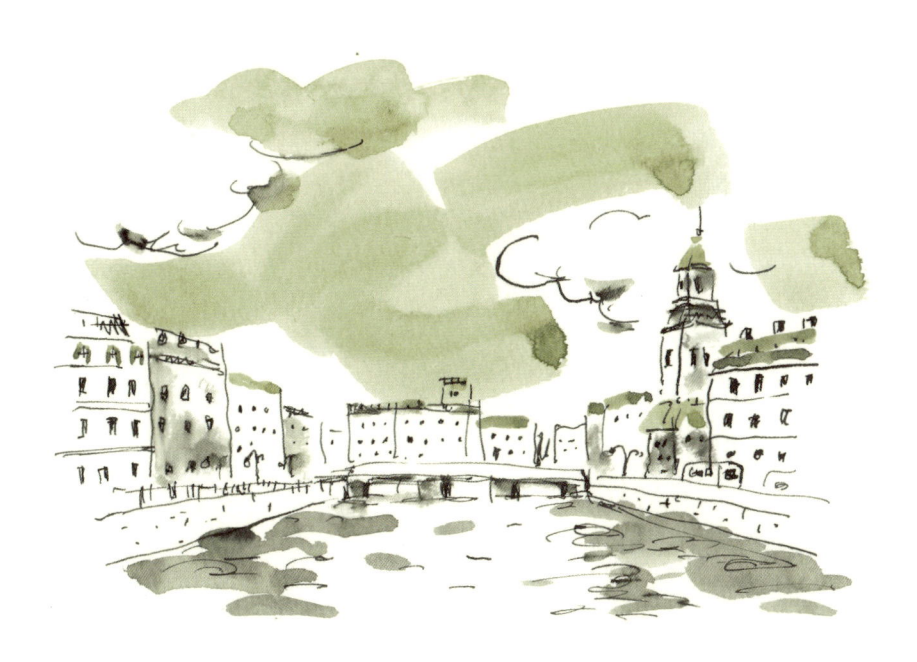

だれを予防するかによって，予防のアプローチは2つの方法に分類される．そのうえで開業医はなにができるかを考え，"オフィス・アプローチ"という概念を提唱したい．

6月が終わり，7月になる．この国では今の時期，歯科医師も患者もヴァカンス気分だ．
　病院も閑散としていたので，マーロウ先生のオフィスのコーヒールームへ少々早い時間にお邪魔した．

　この国では，どこの職場にもコーヒールームがあり，簡単な調理器具が設置されている．ランチを持参する人が多いからだ．午前と午後1回ずつのコーヒーブレイクには，コーヒーと乾パン，チーズなどを食べながら同僚たちと談笑する習慣になっている．

　コーヒールームの壁には，黄色を基調とした花の絵がかかっている．歯科衛生士のドミニクが趣味で描いたものだ．誰が描いたかわかった途端に，その絵に親しみと興味がわいてくる．

　オフィスでの私の身分は居候であったが，コーヒールームでは，コーヒー飲み放題，ジンジャークッキー食べ放題の特権が与えられていた．以前に大量のコーヒー豆とチーズを差し入れしたからだ．
　そんなわけで，その日もジンジャークッキーをポリポリ食べながらマーロウ先生を待っていた．

予防のタイプ

　「歯周病医はインプラントに興味をもつものだが，君はなぜ予防歯科に興味があるのかね？」
　マーロウ先生は，最初にこう聞いてきた．

　私がマーロウ先生と出会う3カ月前のことだが，アメリカから歯周補綴の世界的権威，モートン教授がヤンセンバーグのペリオの大学院生にとても素晴らしいセミナーをしてくださった．
　そのとき，私はモートン教授にこんな質問をした．
　――補綴のメインテナンスで最も厄介な問題は何でしたか？

私は"歯根破折"という言葉が真っ先にくると想像していた．しかし，すでに引退しているモートン教授は，感慨深げにこうコメントしてくれた．
　「カリエス――特に根面カリエスだ．こればかりは最後までコントロールできなかった」
　私には，モートン教授のこの言葉がとても印象に残った．
　このエピソードは，私がマーロウ先生に弟子入りした理由の一つだ．

　「そうだったか．そんな素晴らしい出会いがあったわけだ．では，予防歯科学と歯周病学では勉強の仕方はどう違うだろう？」
　――科学的なデータに即した原則を知ることは同じですが，なにか違うのでしょうか？
　「そこはぜひとも知っておいてほしいことだ．なんだと思う？」
　――うーん，ヒントをください．
　「予防を研究している君は，誰を想定して原理や原則を考えるだろうか？」
　――発症前のすべての人です．
　こう答えた私の頭のなかに，マーロウ先生の言おうとしていることが瞬間的に顔を出した．ここにきて，私はマーロウ先生的な思考にずいぶん慣れてきたことに気づいていた．

　――予防は個人を対象とすることよりも，集団を対象に論じられることが多いですね．公衆衛生学的なものとして．そうか，それで治療はその集団のなかの一部の人を対象に論じられます．
　「おめでとう．それが答えだ．治療は集団全体を対象とすることはあまりないが，予防は常に集団全体を対象に物事が組み立てられる」
　――集団のデータを改善することが，予防歯科の研究者にとっては大切なのですね．
　「そう，たとえばある予防的介入をして"病気の発生が70％予防された"というデータを出しても，患者さん個人にとっては，自分が予防できるかできないか，それぞれ50％だ．そして，そこに開業医にとっての予防医療の本質があると，私は思う」

　このディスカッションの後，マーロウ先生はある本を貸してくれた．

著者はイギリスの Rose 博士で，これから書くことは，主にこの本に書かれていることが基礎になる．
　Rose 博士の本[3)]では，"だれを予防の対象にするか？"という見方で予防を考え，2つの方法を紹介している．
ハイリスクの患者のみをターゲットとした"ハイリスク・ストラテジー"と，地域や集団全体をターゲットとした"ポピュレーション・ストラテジー"だ．

ハイリスク・ストラテジー

　ある検査データが平均値を中心とした正規分布を示すとき，ハイリスク・ストラテジーではリスクの高い集団のみを対象とするため，右端の分布に変化が起こる．

【 ハイリスク・ストラテジーが成功した場合の変化 】

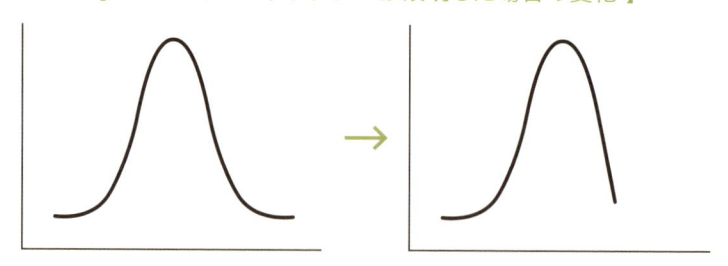

山が削られるように変化する

　Rose 博士も，その本を紹介してくれたマーロウ先生も，このハイリスク・ストラテジーの有効性にはやや懐疑的であった．
　その理由はこうだ．

理由 その1
　ハイリスク・ストラテジーの成功は，リスクの高い患者を選べるかどうかにかかっている．
　なぜならハイリスク・ストラテジーの最大のメリットは，ローリスク患者への介入を避けて，予防の資源（人的パワー，コストなど）をハイリスク患者へ

集中的に投入できることだからだ．それには，リスク診断の正確さが絶対条件となる．

ところが，これはマーロウ先生とのディスカッションで学んだことなのだが，カリエスもペリオもハイリスク患者の同定はとても難しいという現実問題がある．ハイリスクと出やすい検査キットを見つけることは容易だが，ハイリスクの患者を見つけるのは案外難しいものだ．
マーロウ先生はこうコメントしてくれた．
「リスクを同定し，その結果を信じること自体が最大のリスクだ」
これに関しては，あらためて Lesson 8 でマーロウ先生と考えてみたい．

理由 その2
リスク評価という行為はしばしば，それまで自分は健康だと思っていた患者に，われわれが"ハイリスク"というラベルを貼ることになる．

ハイリスク患者が100％発症するわけではないので，患者にとってはしばしばリスク評価は"余計なおせっかい"となる．その精神的な負担（不安やストレス）に，われわれはもっと慎重に気配りをしなければならないであろう．

私の知るかぎり，歯科領域での心理学的なデータは見つけられなかったが，Rose 博士は Mann らによる心血管疾患における患者の心理的な研究[4]を紹介している．それによると，その後の持続的なケアを受ければ，その精神的な問題は改善を示すことが報告されている．
そして，リスク評価を行う際には，その後のアドヴァイスやケア，そして患者さんを長い間サポートするシステムがなければ，ハイリスク・ストラテジーに基づいた予防は行うべきではない，とも述べている．

理由 その3
ハイリスクと認定された患者は，予防のためにほかの人と違う生活行動をとらなければならない．

ハイリスク・ストラテジーについて，マーロウ先生はこうコメントした．
「フットボールの会場で，バルセロナのサポーターに混じって，マドリッドのチームのTシャツを着られるかね？」

たとえば，歯磨きなどは先進国においては人々の生活に浸透しているため，ハイリスク患者が生活習慣を変えることに，さほど大きな問題はない（実行するか否かは別であるが）．

しかし，タバコを例に取ってみよう．少し前まで，歯科関係の学会でも会場に喫煙コーナーが設けられていた記憶がある．また，どこの事務所や会社にも必ず灰皿があり，病院ですら灰皿が置かれていた．

近年の禁煙ブームで，今は昔より禁煙するのがラクになったという．それは周りの人が吸わないか，止めたからだ．社会全体が喫煙に対して厳しい見方をするようになれば，個人個人の禁煙行動は大いに実行しやすくなる．

逆に，喫煙が当たり前だった頃には，禁煙を開始し，持続させることはとても困難であっただろう．このように，生活習慣病のハイリスク患者は生活のなかで孤立しやすい．

ポピュレーション・ストラテジー

これに対して，リスクの低い個人をも含めた社会・集団全体を予防対象とすることを"ポピュレーション・ストラテジー"と呼ぶ．

カリエスのように，大多数の人が多かれ少なかれリスクをもっている疾患では，実はハイリスク・ストラテジーはあまり効率がよくない．これは Rose 博士も指摘している．

スウェーデンの10〜11歳の学童446人を対象とした，カリオグラム®で算出したカリエスリスクとカリエス発生に関する2年間のデータを示す．

1人あたりの平均でみると，ハイリスクの生徒（カリエスを回避できる確率40％以下）からは多くのカリエスが発生しているが，ローリスクの生徒からもカリエスは発生している．

ところが，発生したカリエスの総数は，ハイリスクの生徒よりローリスクの生徒のほうがはるかに多いことがわかる．

【 たしかに、リスクが高いほうが1人平均のカリエス発生歯面が多いが… 】

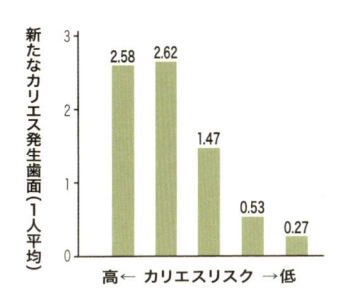

　　　　　2.58　2.62
　　　　　　　　　　1.47
　　　　　　　　　　　　0.53　0.27

新たなカリエス発生歯面（1人平均）

高 ← カリエスリスク → 低

（Peterssonら，2002のデータから作成）5)

【 カリエス発生歯面総数は、むしろリスクの低いグループのほうが多い 】

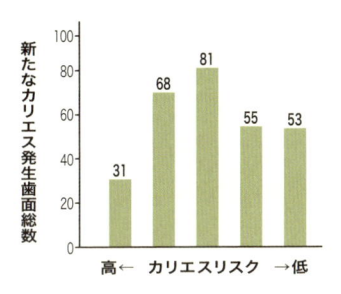

　　　31　68　81　55　53

新たなカリエス発生歯面総数

高 ← カリエスリスク → 低

（Peterssonら，2002のデータから作成）5)

　したがって，少なくともカリエスについては，公衆衛生的な立場からすると，ハイリスク・ストラテジーは能率が悪く，予防対象は集団全体に広げなければならない．

　その一方，ポピュレーション・ストラテジーが奏効した場合，統計データは"山が左へ動く"ように変化する．

【 ポピュレーション・ストラテジーが奏効した場合の変化 】

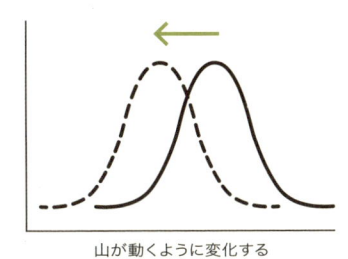

山が動くように変化する

オフィス・アプローチ

　ハイリスク・ストラテジー，ポピュレーション・ストラテジーというのは，主に疫学の観点から分類されたものだ．データが正規分布を示す，疫学的，社会学的な考えが前提にある．

しかし，個人開業のオフィスでは"来院患者"という枠組みのなかで，予防活動を行う．そのため，ハイリスク・ストラテジーを行っているつもりでも，それは"来院患者のなかでのハイリスク患者"を対象にしているだけであり，厳密には別物であることに注意しなければならない．

むしろ，個人開業のオフィスでの予防の対象は，"予防を望む患者"ではないだろうか．経験上，歯科医院に来て予防を望む患者の多くは，口腔内への意識が高く，リスクはさほど高くないように感じる．よって，予防活動が成功する可能性がきわめて高い．

本当の問題は，予防に関して理解の乏しい，または反応の悪い患者に多いものだ．

では，われわれはどう行動すべきか？
そんな私の疑問に，開業医の視点から，マーロウ先生はこう言ってくれた．
「予防の対象を，まず来院患者全員に広げてみてはどうだろう？」

ハイリスク・ストラテジーやポピュレーション・ストラテジーと区別するため，このコンセプトを"オフィス・アプローチ"と呼ぶことにする．オフィス・アプローチは，一見，当たり前の方法に思えるのだが，**患者個人だけでなく，その背後の家族や会社，コミュニティへの予防知識の普及を意識する**ことだ．

私はマーロウ先生のオフィスに着くと，個人レッスンの前によく診療風景を見学させてもらっていた．

最初はごく普通の診療風景に見えたが，私の語学力が上がり，会話の内容が理解できるようになると，面白いことに気がついた．

それは，診療時にしろ，定期健診にしろ，マーロウ先生は患者本人のことだけでなく，その家族，友人，近所の人などの近況を尋ねたり，情報交換したりしている点だ．また，患者同士のつながりについて実によく把握していた．あるときは，お互い全く面識のない患者同士の共通点を見つけ（このときは同じ小学校の先生に習っていたという共通点だった），待合室で患者同士，会話が盛り上がっていた．

一般のオフィスで行う代表的な予防的介入は以下の3つだ．
① 口腔衛生指導（カウンセリング，患者教育，清掃指導）
② フッ化物塗布
③ スケーリング・ルートプレーニング，歯面研磨

　これらは基本的に，"個人の口腔内"に影響を与えるものだが，ひとつだけ患者の所属する"集団"に影響を与える可能性のあるものがある．それは，**口腔衛生指導を通じて，患者の知識を増やすことだ**．

　ほとんどの患者は社会とのつながりをもっている——それは家族であり，職場であり，地域などとのつながりだろう．
　もし，担当した患者が，みずからの言葉で自分の大切な人に予防のことを語る伝道師になったならば，なんと素晴らしいことだろう．われわれのオフィスでの予防臨床がポピュレーション・ストラテジーに近づくチャンスが生まれてくる．
　これが，"オフィス・アプローチ"の本質だ．

　投資の世界でよく使われる表現に，"レバレッジ（てこ）を効かせる"というのがある．
　個人の持金には限界があるので，信用取引でその何倍もの金額を動かし，倍々ゲームのように資産を増やしていくことである．特に先物取引では，手持ちの現金の20倍ものレバレッジを効かせることが可能だそうだ．もちろん，リスクはその分大きく，プロでさえ，一瞬にして財産を失う人もたくさんいるという．

　"オフィス・アプローチ"はこのレバレッジを効かせる，という考え方に似ている．
　たとえば，口腔衛生指導を受けた患者が3人にカリエスの知識を伝えたとする．単純に計算すると，元のメッセージが3倍に広がったことになる．そして，その3人がさらに3人に伝えると，メッセージは9人に，元の3人を合わせると12人に広がる．このケースでは，12倍のレバレッジがかかったことになる．

【1人が3人に伝えたメッセージは，最終的に12人に伝わるチャンスが生まれる】

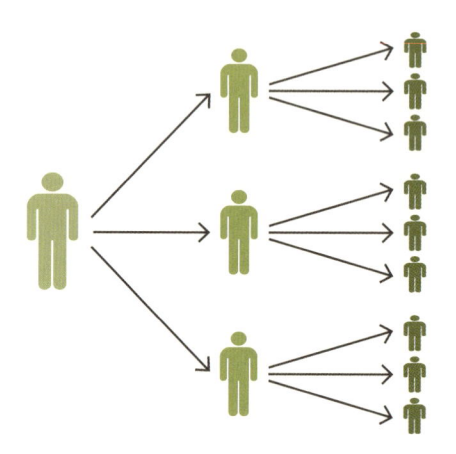

　たった一人の患者に時間をかけると，そのメッセージは何倍にもなって社会に溶けていく可能性をもつ．予防臨床を，その個人のみを対象にするのではなく，その個人を通した社会を対象にする考え方である．もちろん，全員が全員というわけにはいかないだろうが，少なくとも数倍のレバレッジがかかる可能性がある．

　投資と違ってリスクはないので，試してみる価値は大いにあると思う．

Lesson 5

予防のプランとシステム

……「予防は"プラン（計画）"だ」
予防歯科のことを話すとき，いつも
マーロウ先生はまずこう言う．………

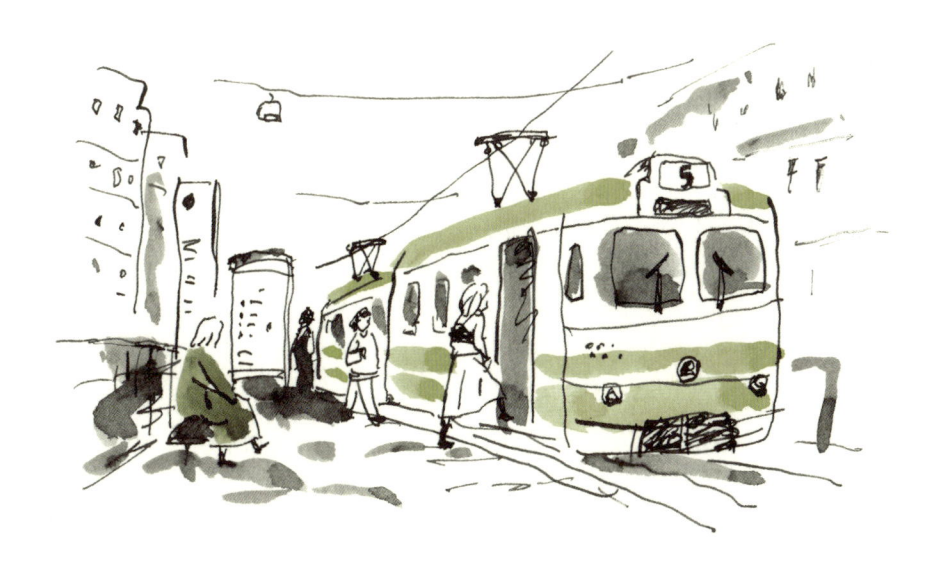

予防において最も大切なことはプランである．システムはプランを円滑に進めるためのもので，システムがプランを決めるものではないことを解説した．プランを立案する際に最も大切なものは歯科医師の意思決定だ．歯科衛生士がシステムの中心ならば，歯科医師はプランに責任をもたなければならない．

北欧の短い秋は8月に始まる．この国では，8月は秋への入口であり，街を歩いていても，これから来るであろう長く厳しい季節を思ってか，人々の顔が物悲しげに見える．6月や7月から比べると日がすっかり短くなり，通りを歩く人も心なしか，急ぎ足だ．

　私はその日も，大学での診療が終わるとマーロウ先生のオフィスへ向かった．マーロウ先生のオフィスは市電に乗って15分のところにある．ヤンセンバーグの市電はたいへん便利で，坂の多いこの街では車を持たない住民にとって，とてもありがたい．

　福祉の意識と制度が発達しているこの国では，市電の構造も独特だ．車体と路面の段差が非常に小さく，高齢者やハンディキャップの人，また乳母車を載せる際にとても便利だ．
　旧式の車体では現在でも段差が大きく不便を感じるが，そういうときは乗客が積極的に乗り込むのを手伝っている．しかもごく自然で，私もいつのまにか，当たり前にできるようになった．

　高福祉国家に暮らしていると，私はいつも皮膚感覚で「護送船団」式の社会の良さを感じる．屈強な者が外側を囲み，内側の弱者とともに集団で動き発展していく．そして屈強な者同士，競争はあまりしない．厳しい自然からくる国民性であろう．

　税金も高いが，福祉レベルも高い社会が成立するためには，国民一人ひとりが高いモラルをもっていなければならない．モラルを数値で表すのは難しいが，選挙の投票率の高さや政治的汚職の少なさから，うかがい知ることができそうだ．

なぜ予防が大切なのだろうか？

　「予防は"プラン（計画）"だ」
　予防歯科のことを話すとき，いつもマーロウ先生はまずこう言う．

ところで，皆さんは予防がなぜ大切かを患者にどう説明しているだろうか？
もしかしたら，「将来の費用が安く済むから」と説明しているかもしれない．しかし，予防と費用について，マーロウ先生はこう指摘していた．
「予防にも"予防コスト"というものがかかる」

予防コストを上げる要因としては，次のものが考えられる．

【 予防コストを上げる要因 】

・来院頻度
・残っている歯の数
・治療後に残っているリスク
・予防グッズの購入費
・患者の年齢（残りの人生の長さ）

こう考えると，予防にかかるコストというのは（その国の医療制度にもよるが），"不定期来院，治療のみ"の人よりも高くなるケースがある．
予防は経済的だ，とは一概には言えないのだ．

「それでも君は予防が大切だと思うかな？」
マーロウ先生は確認を求めてきた．王室の紋章がプリントされたマグカップを眺めながら，私はこう答えた．
——それでも予防って大切だと思うんです．歯科治療は多かれ少なかれ身体にダメージを与えると思います．歯科医師が皆そういう気持ちをもち始めたので，MI（Minimal Intervention）という概念も生まれたのだと思います．
「君の最初の言葉がとても重要だ——予防は大切だと思うこと．誰でも病気より健康に近いほうがいい．その気持ちはとても自然なことだ．予防は生活や人生の質を上げるためのツールなのだ」

予防にもコストがかかる以上，優れた予防のプロフェッショナルは，適切な予防のプランを立案し，最も能率的で安価な予防プログラムを提供できる人であると思う．そのためには"プラン"が鍵となる．

プランとシステム

　皆さんがどこかへ旅行へ行くと決めたら，次にそこまでのルートや乗り物を決めるだろう．それが"プラン"だ．乗り物を決めてから，「旅行へ行こう！」とはならないはずだ．
　歯科では"治療計画"というのはよく聞くが，"予防計画"というものをあまり聞かないのはなぜだろう？　常識的に考えると，予防も，行うことを決めてからその方法を考えるはずだ．それが"プラン"だ．

　マーロウ先生は続けてこうも教えてくれた．
　「**予防は本来，とても個人的なものだ．患者のリスクとその原因はバラバラで，個々の事情もバラエティに富んでいる．しかも，人生の経過とともに，リスクは株式市場のように変化することがある．だからその人に合った"プラン"を立てなければならない**」

　予防計画と治療計画の内容に，基本的な違いはない．診査→診断→プラン，という流れは一緒だからだ．唯一の違いは，患者の属するクワドラントだ（Lesson 2 参照）．なので，両者を"介入プラン"とまとめて呼んでもかまわないと思う．ここまでにも繰り返し書いてきたが，本来，両者は（特にリスクの高い患者では）密接にかかわりあっているものだ．

　カリエスでもペリオでも，予防計画のための診査は基本的に問診，口腔内診査，X線写真で十分だが，必要に応じて各種検査を追加する．これも治療のときとまったく一緒だ．また治療後の再発予防では，治療のときの各種記録（カルテ，写真）も役に立つことが多い．
　そして時には診療前後に交わした患者との何気ない会話の内容（家族・仕事の状況や，社会的背景など）も大切な材料になる．治療のプランと同様に，プランの作成は歯科医師の仕事だが，その実行は歯科医師と歯科衛生士が担う．

　よく，「予防はシステムだ」と言う人がいるが，私はこれには賛成できない．
　私が帰国して，ある講演会に出席したときのことだ．壇上で講師がこう言っていた．「ぜひ患者さんは4カ月おきにリコールしてください！」

これなど，予防を"システム"と勘違いしている例の典型だ．これだと"システム"が"プラン"を決めることになる．順序が逆だ．

もう一度言う．予防は"プラン"だ．
確かに，システムは便利だ．モノやヒトの能力を効率よく発揮するためにはとても重要だ．しかし，システムとは，本来プランを実行・継続するためのものだ．
ところが，予防歯科のセミナーや講演会に行くと，システムや器具，材料などは教えてくれるが，なぜか"プラン"についての話は聞かない．

システムの価値

システムについて，マーロウ先生は，こうコメントしていた．
「システムとは選択するものだ」
システムは歯科医師（オーナー）の考えや好み，医院の規模，来院患者数，投資金額と必要な売上，地域の特性等々で選択すべきだという．

私は現在，自分のオフィスでは，少なくとも診察は必ず自分で行う．歯科衛生士に任せきりにはしない．そして，時間が空いていれば，自分で予防処置も行う．なぜかといえば，それが好きだからだ．自分が治療した後がどうなっているか？　前回来院時に経過観察と決めた部位がどう変化しているか？　にとても興味があるからだ．これは治療のトレーニングにとても役に立っている．
そして，なにより患者さんと話をする時間がもて，これがクリニックの貴重な財産になっているからだ．

もし，歯科医師がまったく関与せずに，歯科衛生士だけで運営されている予防システムがあるとしたら，忙しい歯科医師にとっては，それはとても助かるだろう．
予防の講演会で，講師の歯科医師がこう言っていた——「予防専用のスペースにたまに行くと，チェアの倒し方がわからない」と．だが私は，そんなシステムにはとても疑問を感じる．

その理由と私の考えはこうだ．

まず，予防のプランは常に変更・修正が必要だ．リスクは常に上下するからだ．そのプランの変更には歯科医師の"診査・診断"が必要になる．

次に，ヤンセンバーグ大学での診断学のコースで関連文献を総覧しながら痛感したことだが，たとえば個人のカリエスリスクの診査方法，つまり，近い将来，病変が発生・進行するか，を正確に知る方法はない．不確実だからこそ"リスク"と呼ばれる．

そしてリスクの診断が不確実である以上，定期検診時の初期病変の発見は重要なのだが，カリエスの初期病変の正確な診断はやはりとても難しい．これは臨床経験を重ねた臨床医ならばわかると思う．

そして病変を見つけても，次に何をすべきか，という意思決定もやはり歯科医師の仕事だ．このように，発症前のあらゆる局面で歯科医師の診査・診断が必要になることから，予防のシステムにも歯科医師はかかわるべきだと思う．

【歯科医師による診断はあらゆる局面で必要となる】

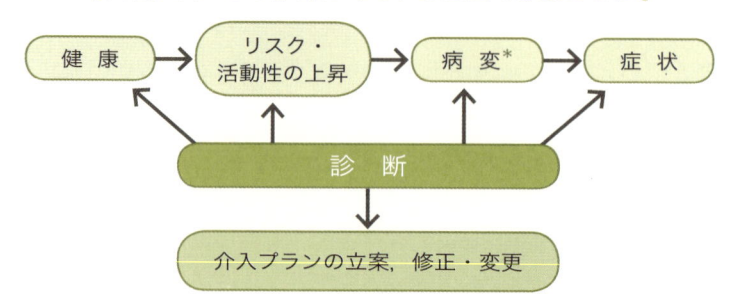

健康 → リスク・活動性の上昇 → 病変* → 症状

診　断

介入プランの立案，修正・変更

＊カリエスやペリオでは，症状よりも病変の発生が先に現れる

自分のコンフォート・ゾーンは？

さて，ここまでで読者の皆さんは，私が今はやりの予防システム——歯科衛生士主体の予防システムに否定的な立場をとっていると感じたかもしれないが，そうではないことを明記しておきたい．

歯科衛生士だけのシステムは疑問だが，歯科衛生士が主体のシステムは，多くの患者を受け入れることができるというメリットがある．なので，あくまで選択の問題だ．

　ところが，読者のなかには"予防を熱心に行っているオフィス"というと，たくさんの歯科衛生士がアクティブに活躍する診療室を連想する人が多いように思う．しかし，それは一つのモデルであって，決してドグマ（教義）ではないことに，われわれはそろそろ気づくべきだろう．

　ビジネスの本にはよく，「自分がいなくとも，自動的にお金が入るシステムを作ることが成功への道だ」と書いてある．それはよくわかる．自分がいなくとも，歯科衛生士や代診の歯科医師が売上を上げてくれれば，そのときはとてもいい気持ちになるだろう．

　しかし，すべての歯科医師がそれを真似る必要はない．それは各自，快適と思える範囲（コンフォート・ゾーン）が異なるはずだからだ．
　私の現在のコンフォート・ゾーンは，すべての予防患者を把握できる現在の範囲だ．私の知る北欧の歯科医師も small practice（小さな診療）を好んでいた．私もその影響を受けているのだろう．

　大規模な予防システムを運用しているオフィスのオーナーは，"システムのプロフェッショナル"として別の才覚が必要になるが，私にはそれがない．すべての予防患者を把握しておける範囲が，私の快適な範囲なのだ．

Lesson 6

原因の原因

………マーロウ先生は不思議そうな顔をして言った．
「リスクが高いか低いかを考える前に，この患者は
"病的な患者"で，リスク患者ではないと思う」………

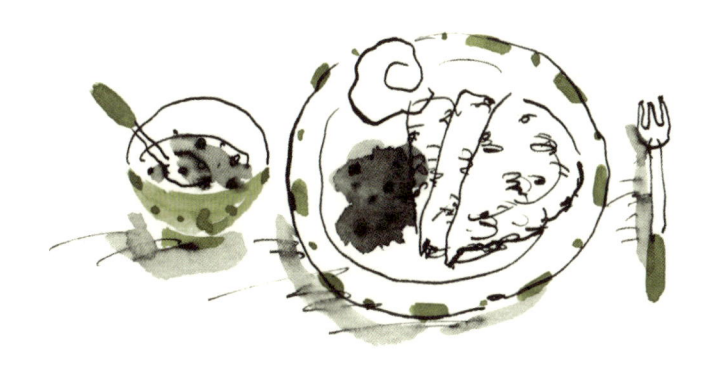

病気の原因については，その言葉のもつ広い意味から，われわれの間でも若干の混乱があるように思える．ここではその混乱を整理し，臨床医にとっての"病気の原因"について明確にする．それがわからないと，"なにを予防するか？"があいまいなまま患者に接することになるからである．

9月になった．北欧の秋は一瞬で過ぎ去り，これから街は絶望的な冬へまっしぐらだ．

　木曜日の午後が丸々あいたので，早めにマーロウ先生を訪ね，近くのカフェでランチをとりながらのレッスンとなった．

　この国では，なぜか木曜日のランチが決まっている．
　それは豆のスープにパンケーキ．
　友人たちにその由来を聞いてみた．正確な由来は不明だが，大昔の国王を偲ぶためとか，徴兵制があった頃の軍隊の習慣とか，キリスト教的な習慣から，とはよく聞く．
　エンドウ豆と豚肉，玉ねぎ，タイムを煮込んで作るこの独特のスープは，慣れると美味い．

　一般的に，この国の食事はとても質素だ．板状の乾パンとジャガイモが主食といっても過言ではない．
　ヤンセンバーグは海に面しているため，魚介類が他の都市よりも新鮮だという．ただし，生で食べるにはイマイチで，野菜の鮮度も慣れないと食べづらい．私の好物はスーパーで売っている塩茹でされた小エビで，袋一杯に買っては夕食にしていたし，瓶詰めの酢漬けのニシンも美味しかった．

　人々はとても甘いものが好きで，食後に必ず甘いデザートを食べる．カリエスの減少が注目されているわりには，これは意外な観察結果だった．

原因という言葉 1　－原因の原因－

「予防を学ぶ近道は，"原因" という言葉について知ることだ」
これはマーロウ先生のレッスンの最初の頃の言葉だ．

「カリエスの "原因" というと，君はなにを思いつく？」
　私は真っ先にアメリカのKeyes博士が提唱した3つの輪を思い浮かべ，その構成要因をあげた．

——Microflora（細菌叢），Substrate（基質），そして Host（宿主）ですね．それに時間という因子を加えることもあります．
　「よろしい．教科書的には正しい．でも，こうも考えられないだろうか？」

　マーロウ先生はこう聞いてきた．
　「たとえば，君がサッカーボールを蹴ったら→窓に当たり→ガラスが割れた，としよう．この場合の原因は何だと思うかね？」
　——私がボールを蹴ったことです……よね？
　私はマーロウ先生流ディスカッションの始まりを感じた．

　「そう．でもそれだけかな？　たとえばボールの硬さはどうだろう？」
　——ボールがとても柔らかければ，ガラスは割れないということですか？
　「そう．そしてほかに，こうも考えられないかな？　窓ガラスが十分硬ければ，また十分に厚ければ，やはりガラスは割れないはずだと」
　——それもそうですが……．
　私は軽い混乱に陥っていた．
　「また別の角度から考えると，もし窓が開いていれば，そもそもボールはぶつからなかったはずだ．もっと考えると，ボールを蹴ること自体ではなく，蹴った方向が悪いのかもしれない．君がベッケンバウアーだったら，コースをわずかにずらせただろう」
　ベッケンバウアーって，いつの時代の選手だ？？？

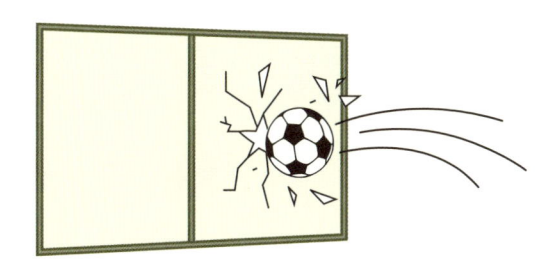

　しかし，そう考えると"ガラスが割れた"という事象には，いくつもの因子が関係していることに気づく．われわれはそれらすべてを"原因"と呼ぶ．

そして医学でも，すべての疾患において，無数の因子がかかわってくることは容易に想像できるだろう．それらはどれも直接的であり，間接的でもある．
どの単独の"原因"も，ガラスが割れることとかかわってくるが，それだけでは成り立たない．
こう考えると，マーロウ先生の言わんとしていることがわかりかけてきた．そう……それはカリエスについても同じことが言えるのかもしれないと．

カイスの3つの輪に代表されるように，カリエスはしばしば多因子性疾患（Multi-factorial disease）として説明される．
しかし，そう考えると，多因子性でない疾患など，この世にいくつあるだろうか？

マーロウ先生もこう言っていた．
「私は"多因子性疾患"という概念にはいつもストレスを感じる．なぜならば通常，病気の原因と言われるものは無数にあげることができるからだ．えてして，われわれが原因と考えているものは，それらのほんの一部にすぎない．人は見えるものしか，見ていないものだ」

その後，私はマーロウ先生に借りた"Philosophy of Medicine"（邦題『人間と医学』[6]）という本のなかで，興味深い記述を見つけた．

『ラボラトリーの研究に携わる人々は，ふつう，原因を人体の中に求めるし，疫学者は原因を環境の中に探す』
『個々の患者における病気の原因は常に多因子性であり，どの原因を取り上げるかは選択によるし，その選択は私たちの関心の反映なのである』

カリエスにおいても，病変の発症や進行には，実は無数の"原因"が関係しているものだ．
最近，私のオフィスに急患で訪れた30代半ばの男性を例にあげて話をしよう．この患者を，仮にAさんと呼ぶ．口の中は残根もあり，さまざまなステージのカリエスを一同に診ることができる．街中のオフィスでは比較的珍しいケースだった．

私は修復治療をする前に，なぜここまでカリエスが進行したかを知りたかったし，知る必要があったので，2回目のアポイントのときに詳細な問診をしてみた．わずか数分の問診であったが，カリエス多発の原因と思われる要因をいくつか知ることができた．以下に列挙する．

① 口腔衛生指導を受けたことがない．
② フッ化物の知識がなく，フッ化物入り歯磨剤も使用していない．
③ 食事の時間が不定期で，間食ですませることが多い．
④ 就寝前に飲酒し，そのまま就寝する習慣がある．
⑤ 子どもの頃に修復治療を受けて以来，歯科医院には行っていなかった．
⑥ マンション開発の会社に勤務しており，転勤ばかりでかかりつけの歯科医がいなかった．

　さらに，もし唾液の細菌検査を行ったならば，特徴的な所見もあったと思う．
　上に列挙したことはカリエスを多発させる"原因"と考えられるが，これらはあくまで問診で私が知ることのできたものであり，まだまだ深層にはいろいろな要因があるかもしれない．
　たとえば，「なぜ口腔衛生指導を受けたことがなかったのか？」，「なぜフッ化物の知識がないのか？」などだ．すべての原因にはさらなる原因，つまり"原因の原因"があるものだ．

介入計画のための3ステップ

　診査や検査の結果から"プラン"を立てるためには，ある程度のトレーニングが必要だ．なぜなら，診査・検査結果はそれ自体が意味をなさない無機的なデータにすぎないが，プランを立てることは科学的根拠，歯科医師の経験や患者の事情などを基に，それを有機的に組み直す作業だからだ．

　マーロウ先生は具体的な介入計画（ここではまず治療計画となるであろう）のための3つのステップを教えてくれたので，紹介したい．
　私はいまでもこのようにしている．

Step 1：クワドラント分類により，O/Aクワドラントに入る方法を考える
Step 2：診査・検査により原因やリスクを列挙する
Step 3：発症へのインパクトの強い順に並べ，そのコントロールが現実的か，合理的か，を判断する

Aさんのケースで，私は初期のプランとして以下を計画した．
1. 口腔衛生指導（プラークコントロールの改善，フッ化物入り歯磨剤の使用，食事に関する指導）
2. 齲窩の充填やプラーク停滞因子の除去
3. プロフェッショナルトゥースクリーニング
4. 再評価

普通，プラークコントロールは"予防"と考えがちだが，原因除去という観点からみれば，明らかな治療である．Lesson 2 でもマーロウ先生は言っていたが，やはり予防と治療を明確に区別しようとすることにはあまり意味がないのかもしれない．

原因という言葉 2 ―立場による違い―

"病気の原因"という言葉に関して，ひとつ面白いことに気づいた．それは"原因"という言葉の使い方が，使う人の立場によって違うということだ．マーロウ先生たちのような臨床医が使う"原因"と，研究者たちが論文で使う"原因"は少し違うと思う．
その違いはこうだ．

研究者たちの使う"原因"は"単独で病気を発症・進行させうるもの"であり，発症に関連するだけである"危険因子（Risk Factor）"と区別していることが多い．
この場合の"原因"とは，厳密には"原因因子（Causal Factor）"を指し，危険因子（Risk Factor）と区別している．たとえば，デンタルプラークと歯肉炎の関係がそれにあたる．

一方，マーロウ先生のような臨床医の使う"原因（Cause）"はもっと広い意味で，原因因子と危険因子の両方を意味する．

　たとえば，癌の本質的な原因は"遺伝子の突然変異"であるが，肺癌などでは"タバコ"も"原因"としてしばしばあげられる．けれども，研究者にとっては，タバコはあくまで危険因子だ．

　つまり，立場によって"原因"という言葉の使われ方が違うということだ．それをまとめると次のようになる．

【 立場による「原因」の違い 】

- ●研究者の使う「原因」と「リスク」
  原因因子 (Causal Factor)
  　……それ単独で病気を発症させうるもの
  危険因子 (Risk Factor)
  　……単独では病気を発症しないが，発症の確率を高めるもの
- ●臨床医の使う「原因」
  原因 (Cause)
  　……病気の発症に関連するあらゆるもの

　病気の治療の基本は，原因の除去ないしコントロールだが，たとえば癌を防ぐために遺伝子の突然変異を予防することは不可能だし，突然変異自体はむしろ生物の進化のために必要なものだ．

原因という言葉 3　　ー使う時期による違いー

　さらに，これらの言葉は病気の発症前と発症後によっても変化する．発症前は"リスク"と呼ばれたものが，発症後は"原因"と呼ばれる．

　たとえば，プラークコントロールという言葉を例にするとわかりやすい．
　デンタルプラークは，発症前は歯肉炎の"リスク"となり，発症後は歯肉炎の"原因"となる．プラークを除去するという行為も，発症前は"リスクの除去（コントロール）"だが，発症後は"原因の除去（コントロール）"となるのだ．

ただし，実際はペリオもカリエスも"何をもって発症とするか"が困難であるため，病気のごく初期のステージで両者を区別することは無意味であるのだが．

この変化をわかりやすくイラストにするとこうなる．

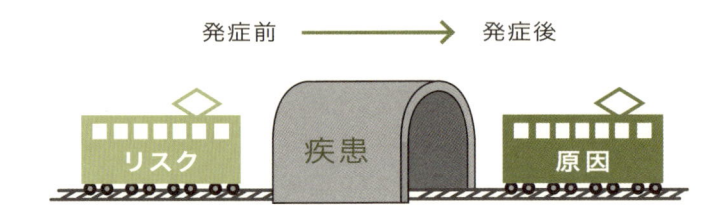

発症前 ─────→ 発症後

リスク　疾患　原因

リスク患者とは，健康な状態に使う言葉である

この頃から，私たちのディスカッションの中心はカリエスのマネジメントに移っていた．
しかし，カリエスリスクについてディスカッションを始めた最初の頃には，私はマーロウ先生と話していても，なんともいえない違和感を感じることがあった．

齲窩がたくさんある初診の患者についてアドヴァイスをもらおうとしていたときのことだ．資料を持参した私の質問に対し，マーロウ先生は不思議そうな顔をして言った．
「リスクが高いか低いかを考える前に，この患者は"病的な患者"で，リスク患者ではないと思う」
そして，考え込む私を見て，こう付け加えた．
「基本的に，"リスク"とはその病気が発症していない場合の用語だ」

そうか……それで私の混乱は吹き飛んだ．
当時の私は，"病的な患者"と"リスク患者"の違いを知らなかった．
"リスク患者"や"リスクがある"という言葉は，発症していないことが大前提になる．発症している場合は，"病気"に分類される．

マーロウ先生に薦められて読んだBo Krasse教授の小さな本[7]にも，わざわざこう書いてある．

『*リスク患者とは，遺伝的，環境的に病気を発症しやすい患者を指す．ある個人・集団はカリエスを発症しやすいであろう．たくさんの齲窩を形成している患者は，リスクが高いという必要はない．そういった場合はすでに病気であり，治療が必要だからだ*』

減らす予防と足す予防

マーロウ先生はあるとき私にこう言った．

「予防には2種類ある．一つはなにかを"減らして"予防する方法．もう一つはなにかを"足して"予防していく方法だ．そして，カリエスやペリオでは"減らす"ことのほうがより効果的で，優先されるものだ」

多くの人が多かれ少なかれリスクをもっているような病気（カリエスやペリオ，その他多くの生活習慣病など）では，そのことが大切になると思う．カリエスの予防では，プラークコントロールは前者で，フッ化物の応用は後者だ．

マーロウ先生が今回のレッスンで"原因"や"リスク"という言葉をとても大切にしていた理由は，"なにを減らすと最も効果的か？"を知らなければ予防も治療も困難になるからだ．

プラークをコントロールする，砂糖の摂取量を減らすなど，カリエスにおいてその対象となるものは単純だが，どれも患者の生活にかかわる部分に含まれるため，臨床をしていると"ほんとうの原因"は決して単純ではないことに気づく．

私がマーロウ先生と出会うきっかけとなった学会のシンポジウムのことは，この本の最初でも紹介した．そのときマーロウ先生は，"予防の本質を知らないことはとても不自由だ"と言っていたが，予防歯科においてはなぜか，なにかを"足して"というほうに注目や関心がいきがちだ．これは専門家にも，患者にも共通する心理で，なにか特別なものを使うということで提供する側の経済的なメリットや，使用する側の満足感を得やすいのだと思う．

でも，たとえば体重を減らすために，食事をコントロールするのと，食欲を抑える薬を使うのと，どちらがほんとうの解決になるか，少し考えてみればだれでもわかるだろう．

　マーロウ先生も私もなにかを足す予防方法を決して否定はしないが，その効果はなにかを減らすことが基本になってはじめて効果を発揮するものだと思う．

Lesson 7

マーロウ先生のリスク論 1

………マーロウ先生はこう言った．
「結局，リスクは確率だ．それは
数学的な意味でしかない」………

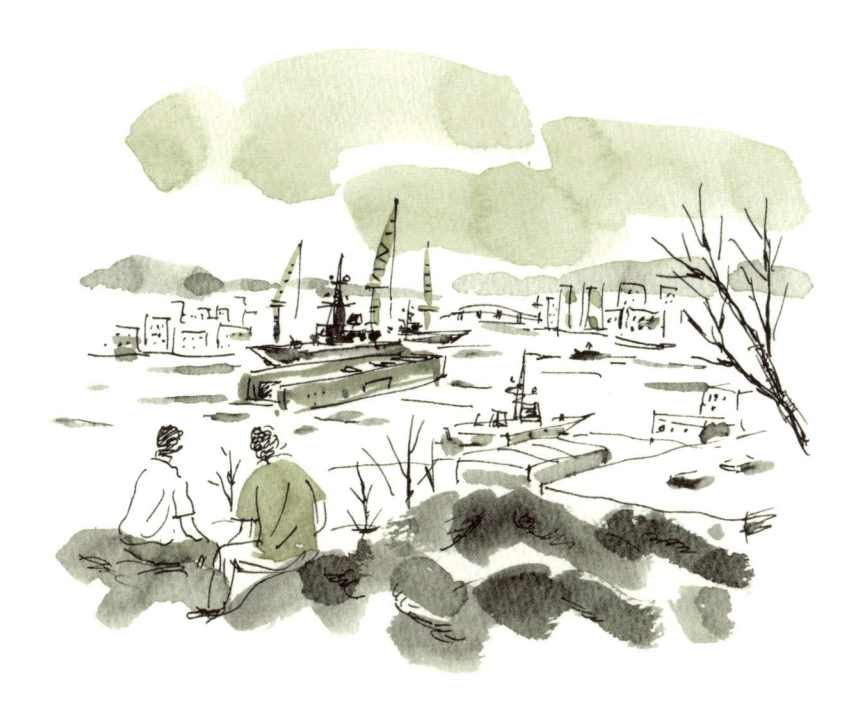

　欧米のカリオロジーの教科書を読んでもピンとこない理由のひとつに，カリエスとは？　そのリスクとは？　という本質的な疑問に対する明確な答えが用意されていないことがあるように思う．ここでは，リスクと活動性の関係について理解してほしい．皆さんが今後，多くの講習会に出たり専門書を読み進めるにあたり，このレッスンの理解は強力な財産になると思う．

今日は歩いてマーロウ先生のオフィスへ向かったのだが，途中ちょっと驚いた．いつものヤンセンバーグとは違い，水兵が街にあふれかえっている．

　どうやら港に軍艦が寄航しているようだ．
　そして，びっくりするほどたくさんのカモメが上空を旋回している．
　水兵とカモメはどこの港でも仲が良いようだ．

　北欧有数の港湾都市であるヤンセンバーグには，一般の船舶に交じり，いろいろな国の軍艦も停泊する．そんなときは今日のように，街中が屈強な水兵であふれかえるのだ．

　第二次世界大戦のときも，この国は中立国であった．
　マーロウ先生の昔話によると，ヤンセンバーグにも連合国，枢軸国両方の軍艦が寄航し，街では水兵たちの喧嘩が絶えなかったそうだ．

　現在の北欧はとても平和だ．
　冷戦も終結し，国同士の緊張はない．
　水兵たちの喧嘩も起きない．
　軍隊は存在しても，戦争が起こる環境ではないのだ．

　リスクはあっても，環境次第では起きない……．
　これはカリエスにも言えると思う．

カリオロジーがわかりにくい理由

　私はマーロウ先生と出会う前，ヤンセンバーグの大学院のカリキュラムでもカリオロジーを履修した．担当の教官はとても熱心にコースを開催してくれたが，断片的な知識は身についたものの，コアな部分を学んだという実感はなかった．
　前にも書いたが，私がカリオロジーに大きな関心をもったのは，モートン教授のセミナーでのやりとりをきっかけに，長期メインテナンスの患者に根面カリエスが多発するということを知ってからだ．

ただ，独りでの勉強には限界があった．留学生として語学の問題もあったと思う．でも不思議なことに，母国語で書かれた本を読んでも理解できない部分があったので，皆さんのなかにもカリオロジーの概念がわかりにくいと感じる人は案外多いと思う．それはなぜだろう？
　その大きな理由の陰には，「カリエスとは？」という根本的な問いがあり，多くの歯科医療人はそのことに答えることができないように思う．

　歯科医師は毎日，オフィスで齲窩や白斑を見ているかもしれないが，最近，英語で出版された成書をひもとくと，それらはカリエスによってもたらされる"結果"として扱われている．
　プラーク内の一部の細菌は酸を産生し，歯面が脱灰される．環境次第で，脱灰と再石灰化のバランスが崩れ，やがて病変として可視化されていく──その一連の出来事を，デンタルカリエスと呼ぶ．つまり，われわれが見ているものはカリエスがもたらす"現象"で，その本質は目に見えない．

　マーロウ先生はこれを風に例えて話してくれた．ヤンセンバーグの街に，北極からの冷たい風が吹きすさぶ日だったと思う．
　「風を想像してみてごらん．窓の外で風が吹いていれば，木々の枝葉が揺れるのを見てそれがわかるだろう．しかし，風自体は見えないものだ」
　長い間歯科臨床に携わっていると，目で見えないものに対して苦手意識をもつようになるのは私だけではないだろう．

　今回のテーマであるカリエスリスクについても，それは発症前の話であるので，目には見えないものだ．だから，検査キットやコンピュータプログラムを使ってどんなに視覚化しても，決して本質は見えない．このことを，カリエスリスクを学ぶ際にはちょっとアタマの隅に入れておいてほしい．

リスクと活動性

　マーロウ先生はカリエスリスクについてまず，こう教えてくれた．
　「カリエスリスクの本質は"確率"だ．それは"スピード"に影響される」

そして，私はマーロウ先生の次の質問にたじろいだ．
「君は"カリエスリスクが高い"と"カリエスの活動性が高い"という表現の違いを説明できるかね？」
私が考え込んでいると，マーロウ先生はジンジャークッキーを割りながらこう言った．
「その2つの違いを理解できたら，カリエスリスクに関しては卒業したも同然だ」

マーロウ先生の前で，私はたまたま持ってきていたKrasse教授の小さな本[7]を開いてみた．それにはこう書いてあった．
『カリエスの活動性（Caries Activity）とは，カリエスによって歯列が破壊されるスピードで，数字で表現する場合には一定時間に新たにカリエスが発生・拡大した合計である』

マーロウ先生はこう続けた．
「そう，その"スピード"という言葉が大切だ．活動性とはスピードのことだ．これをまず理解してほしい」

2つの言葉を教科書的に整理するとこうなる．

【 齲蝕活動性とカリエスリスク 】

● **齲蝕活動性（caries activity）**
歯が齲蝕によって破壊されるスピード．通常は1年間に発生する新しい病変の数

● **カリエスリスク（caries risk）**
ある決まった時点（期間）における将来の脱灰，または脱灰進行のリスク

「活動性が"スピード"だとすると，リスクはなにに置き換わると思うかね？」
——"リスク"は"確率"ですか……？
私がそう答えると，マーロウ先生は満足そうに頷いた．

「素晴らしい．どうやら君の思考も北欧流に変わってきたようだね．抽象的なことを的確な表現で言えるようになってきた．
　そう，そのとおり．リスクは確率だ．ただし，あってほしくない確率だ」
　――"確率"に影響を与えるのは，この場合，やはり"スピード"と考えてよいのでしょうか？
　「イエス．車が猛スピードで壁に向かっている光景を思い浮かべてごらん．壁から離れていても，猛スピードで進むならば，ぶつかる確率はとても高い．そして，その確率を高めるのはスピードだ」

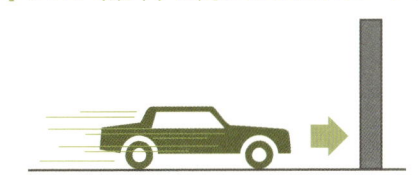

【 リスク（確率）を高めるのはスピード 】

活動性の判定 ―― 治療のための診断

　一般に，活動性を知る最も確実な方法は，一定期間に出現したり進行したりした病変を数えること，とある．これは疫学の研究者にとっては便利な定義だと思うが，病変が見えるまで待つとなると，臨床医にはちょっと困る．そこで診療室での判定は，すでに成立した"齲窩の観察"をもとにする．

　英国の Kidd 先生は著書[8]のなかで，象牙質の病変において，
　活動性病変＝軟かく湿潤状態
　非活動性病変＝硬く滑沢な状態
　としている．

　病変の活動性の判定に関して，マーロウ先生はこうコメントしてくれた．
　「これはすでに齲窩のある患者――つまり，ほとんどのケースにおいてＰクワドラントの患者にしかできない判定方法だ．予防ではなく，いわゆる治療のための診断になる」

——グラスアイオノマーか，コンポジットレジンか，などの選択ですか？

　「いいや．どちらの充填材料を用いても，原因の除去にはならない．この場合の治療とは，活動性のカリエスを非活動性に転換することだ」

　——フッ化物を使うのですか？

　「それも含めた口腔内環境の改善だ．口腔衛生指導，たとえばプラークコントロール，フッ化物の応用，必要に応じてショ糖の制限なども必要になるだろう．充填はいつでもいいが，プラークコントロールの妨げになる齲窩なら，早期に行うべきだ」

リスクの評価 —— 予防のための診断

　ディスカッションは続く．

　——活動性の判定が治療のための診断ならば，予防のための診断がカリエスリスクの評価ですね．

　「そう言ってもいいだろう．発症前は口腔内のカリエスリスクを，病変ができたときは病変の活動性を調べ，介入のプランを立てる——これがオフィスでの原則だ」

　——病変ができる前に，その活動性はわからないのでしょうか？

　「カリオロジーの文法では，"活動性"という言葉は病変に使われる言葉だ．しかし君の言うように，病変が確認される前の段階にも"病気の活動性"というものがあるだろう．病変ができて，いきなり活動性が現れるものではないからね」

　——"病気の活動性"と"病変の活動性"ですか．混乱しそうですね．

　「"病気の活動性"とは，原因が存在し，それが進行して組織が崩壊（癌では生体の死だが）するまでのスピードを意味すると思う．"病変の活動性"とは，病気によってつくられた病変が拡大するスピードと考えてもよい」

　——ペリオに置き換えると，"病気の活動性"が歯周組織の破壊のスピードで，"病変の活動性"が単に歯周ポケットが深化するスピードですね．

　「君はなんでもペリオに置き換えるね（笑）．そのとおりだ」

――では病変ができる前に，カリエスの"病気の活動性"がわかれば，未来がよりはっきりするのでは？

「君をこのままペリオドンティストにしておくのはもったいないな．ブライス（私の指導教授）に進言しておこう．

　君の言うことは，確かにそうだ．私は先ほど，活動性がリスクを上げる，つまりスピードが確率を上げると言った．つまり，病変が形成される前の段階で"スピード"がわかれば，未来の予測は容易になる」

　――私はそれがカリエスリスクを知ることの意味かと思っていましたが？

「それは理想ではあるが，現実はそうはいかない」

　マーロウ先生は，言い聞かせるようにゆっくりと話し始めた．

「カリエスの"病気としての活動性"を知りたい場合，どこを診ればいいだろう？　それはプラーク直下，歯面のすぐ上で展開される．しかし，その部分を観察したり，測定したりすることは，臨床ではとても難しい」

　――そうか，その代わりに口腔内の環境を調べ，リスクを把握するのですね．

「そうだ．"スピード"がわからないので，"スピード"が速まる環境かどうかを調べるのだ」

　――いずれにせよ，未来を知ることは難しいということですね．

「イエス．そしてこれは私が君に教えることのなかで最も大切なことだが，カリエスは予見できるが，予測できないものだ」

　――予測（Predict）と予見（Foresee）はどう違うのですか？

「予測は具体的なものだが，予見は大局的なものだ．発生する確率が高いか否かはつかめるが，いつ，どこに発生するかはわからない」

リスク評価の限界

　リスク評価とは未来を予見すること――とても面白い見方だと思った．そして，マーロウ先生はこうもコメントしてくれた．

「一つだけ強調したい．リスク評価だけでは"時間の壁"を越えられない」

——時間の壁？？

「そう．いろいろな方法でリスクを調べたとしても，それは過去から現在までのデータにすぎない．今までどんな状況であったかを示しているにすぎないのだ」

——ああ，そうか．リスク評価の結果がそのまま未来を示すとはかぎらないのですね．

「暗闇の道路で，バックミラーを見ながら車を前に向かって運転するようなものだ」

——前を見ながら車を運転するにはどうしたらいいでしょう？

「平凡な歴史学者は，なにが起こったかという過去を調べるだけだ．優れた歴史学者は過去を調べるだけでなく，それを解釈し，未来へ提言をする．

それと同じで，われわれは結果を"解釈"し，"診断"しなければならない．そして，それをもとにプランを作る．それにより，はじめて時間の壁を越える可能性が出てくる」

私にとって，このときのディスカッションはとても思い出深いものになった．そのときのメモとテープは，大切な宝物だ．

そのなかで一番大きな言葉は，レッスンの最後の最後に私に与えられた．それは今でも私の心に大きな影響を残している．私はこのコメントを聞いてから，リスクに対しての考え方が大きく変わった．

マーロウ先生はこう言った．

「結局，リスクは確率だ．それは数学的な意味でしかない．

最近，健康そのものだった昔の教え子が，なんの前触れもなく亡くなった．突然死だ．本来，その確率はとても小さいはずだ．

しかし，彼のことを思い出すとき，私はいつもこう思う——病気のリスクを考えるとき，傍観者の立場では確率論の話でしかないが，起こった側からみれば，それは確率論の問題を越えた感情の問題になる，と．臨床医が研究者と最も違うのはそこだと思う．

われわれはタフでなくては診療はできない．しかし，スウィートでなくてはその資格はないと思う」

Lesson 8

マーロウ先生のリスク論 2

………患者の"過去のストーリー"を
知るのに最も大切な方法はなんでしょう?
マーロウ先生はまっすぐ私を見ながらこう言った.
「"問診"だよ」………

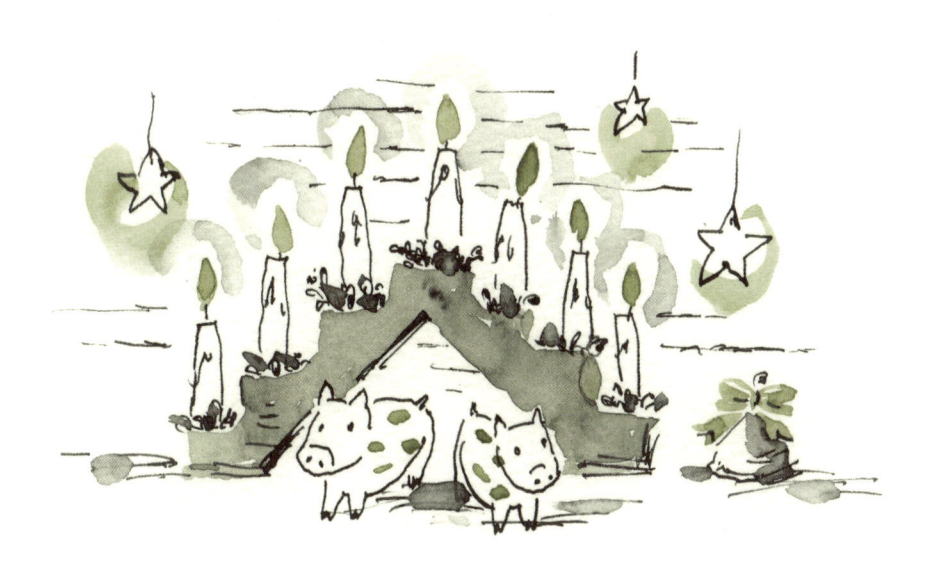

リスクを知る方法はとてもシンプルだが,その解釈は難しく,結果はあいまいだ.そのような状況のなかで,マーロウ先生はリスクとどう向き合うかについて,われわれにヒントを提示してくれた.

11月に入った．この国ではこの頃からクリスマスの飾り付けが始まる．
　北欧の人々は，独特のロウソク型のランプを窓際に置き，クリスマスを迎える．たくさんの世帯が入ったアパートは，飾り付けがとても幻想的だ．

　私の国のクリスマスに比べて，北欧のクリスマスはその本来の厳かさと敬虔さを残している．それはヨーロッパの人たちにとってとても特別な行事で，"祝福""感謝"，そして"祈り"のシーズンなのだ．
　この時期は，同時に"再会"のシーズンでもある．空港待合所の独特の雰囲気も，人々のクリスマスに対する思いを反映してか，暖かみのある静かな空気に包まれているように思えてならない．

過去のストーリー

　患者のリスクを知るためには，まず"過去のストーリー"，つまりその口腔内でなにがどう起こってきたかを知ることだ．その方法について，私はマーロウ先生に単刀直入に聞いてみた．
　——患者の"過去のストーリー"を知るのに最も大切な方法はなんでしょう？
　マーロウ先生は，まっすぐ私の目を見ながらこう言った．
　「"問診"だよ」

　とてもシンプルな答えに，私はいい意味で裏切られた．
　マーロウ先生はこう続けた．
　「それに口腔内の診査．これも問診に次いで多くの情報を与えてくれる．つまりよく聴き，よく診ることだ．それらはカリエスに関する"過去のストーリー"のほとんどを教えてくれるものだ．さらに，現在までの経時的なX線写真があればとても便利だ」

　マーロウ先生のこのコメントは，一般開業医にとって心強い．カリエスのリスク評価は特別な器材やシステムがなくとも，だれでもどこでも，そしていつでもできるということだからだ．
　この本で繰り返し述べていることだが，予防臨床は日常業務なのだ．

唾液を用いた各種検査とは

　皆さんのなかには，カリエスのリスク検査というと，まっ先に唾液を採取している様子を想像する人がいるかもしれない．

　私はいまでも，いくつかの歯科医院で予防とペリオのコンサルタントをしている．いろいろなクリニックのさまざまな人たちに出会えて，とても楽しい仕事だ．
　コンサルタント先では，ほぼ100%こんな質問を受ける．
　「唾液によるリスク検査キットをどう使っていけばいいのですか？」という質問だ．私には，彼／彼女たちはそれがなければ正確なリスクを評価できないという思い込みに囚われているようにみえる．

　私は常々思うのだが，歯科医師人生の初めの頃に解剖学と診断学で素晴らしい教師に巡り会えた人はとても幸せだと思う．歯科医師は一生勉強が必要だが，その2つは特に，臨床を豊かにするからだ．

　ちなみに，過去の既往や臨床診査以外のもの——たとえば唾液による細菌検査や食事の分析，唾液流量や唾液緩衝能の検査などを，Krasse教授の小さな本[7]では"追加的検査"と呼んでいる．

　マーロウ先生のオフィスでもカリエスリスク判定のための特別な検査キットは見かけなかったので，それら追加的検査をまったく使わないのかと質問すると，マーロウ先生は開業医としていくつかのアドヴァイスをくれた．

　「追加的検査の必要な患者に，たまに巡り会うことがある．しかし，そういうケースはほんとうに少ない．細菌検査などが必要なときは，ヤンセンバーグ大学に依頼する」

　「予防に熱心な君の仲間が気分を害したら申し訳ないが，私は検査キットを使ってのリスク検査に時間を費やすより，じっくり聴き，しっかり診ることに時間を費やすことにしている」

「キットを買う予算があれば，むしろ，視野を明るくするための工夫や，より質のいいX線写真のためにコストをかけるだろう．そのほうが，われわれにも患者にもメリットが大きいと思う．それでもさらに余裕があったら，キットを買ってみてもいいかもしれない」

追加的検査の診断的価値

——ではあえて聞きますが，追加的検査はどう考えて，どう使っていったらよいのでしょうか？

「適応症があるだろうが，私は，リスクが高いか，低いかを調べるためにわざわざ追加的検査を行う必要はないと思っている．なぜなら，追加的検査が"聴くこと"と"診ること"を上回ることはないからだ．検査というのは，君が診察や診査で立てた推論を強化するために行うものだ」

——推論の強化？　どういうことでしょうか．

「まず，診断に100%はない，ということはわかっていると思う．たとえば，なにかの確定診断をつけたいときに，診察での事前の予想が50%であったら，君は診断をつけられるかね？」

——ちょっと不安ですね……．

「検査を行うならば，その50%という確率をもっと上げてくれるものを選ぶ必要がある．検査結果により，確率が80%くらいになったら，君は診断に自信をもてるだろう」

——そうですね．先生が前に教えてくださった，"診断とは介入のための心のよりどころ"という言葉につながりますね（Lesson 1 参照）．

「よく理解してくれた．100%の診断はないが，われわれは100%に近づくように努力しなければならない．その手段の一つが"検査"なのだ．しかし，その検査が事前の推論の確実性を上げるものでないとしたら，それは無意味な検査でしかない」

——でも，場合によっては多くの検査を行えば，より診断が確実になると思いますが．

「私はそうは思わない．検査をすればするほど正しい診断に近づく，というのは幻想だ」

——なぜですか？　私は今までなんの疑いもなくそう思っていました．

「なるべく多くの検査をして，多くの情報を得ることは，一見"よいこと"のように思える．しかし，それは100％の検査がないかぎり，偽陽性の可能性が高くなるだけだ」

遠くから路面電車の音が聞こえてくる．
マーロウ先生は静かな声で続けた．
「多すぎる情報は，判断の妨げになってしまうこともある．それは"正しいこと"とはならない．診断学の教科書をぜひ読むといい」

——奥が深いですね．
「問題なのは，それぞれの診断テストの特性や適用を考えることなしに，多くの検査を"システム"として義務化してしまうことだ．それは，よいことでも正しいことでもない．
診断的価値が低い検査を患者の自己負担で行うとなると，それは患者のリスクを評価するというより，患者のお金を使ってその検査の信頼性を評価するという奇妙な事態になってしまう．だから，"正しいこと"と"よいこと"のバランスを取るべきだ」

追加的検査の適応症

——どのようなケースで，追加的検査が有用だと感じますか？
「追加的検査が役に立つのは，聴くことと診ることだけでは不十分で，過去のストーリーがリスクの評価にあまり役に立たない場合や，なにがその患者のリスクを高めているのだろうと疑問に思ったときなどだ」

マーロウ先生のこのアドヴァイスは，Krasse教授の小さな本[7]のなかで，スマートに，より具体的にまとめられていた．
そこにはこう書いてあった．

『リスク評価は治療計画や材料の選択，リコール期間の決定に影響を与えるものである．リスク評価は基本的に臨床診査と既往歴によって下される．それが不明なときは追加的検査，たとえば食事分析，唾液検査，細菌学的検査によって補われるべきである．たとえば，以下のような場合である．
　①カリエスが予想外の数，場所，外観を呈していたとき
　②以前にカリエス活動性が高い，または根面カリエスなどのリスクを抱え，大がかりな補綴治療が必要な患者の治療前
　③全身疾患，食生活の変化，生活の変化などでリスクが高いと思われるとき』

リスクレベルと予防行動の関係

　診査や検査の"結果"を"診断"として有機的に編み直すには，リスクレベルと疾患の"関係性"を知らなければならない．
　マーロウ先生は，こんな関係式をメモパッドに書いてくれた．

$$\text{カリエス（確率）} \rightarrow \frac{\text{リスクレベル} \times \text{時間}}{\text{予防行動}}$$

　「カリエスの発生や進行の確率は，その時のリスクレベルによって上がり，未来の患者自身による予防行動によって下がる」
　――そうか．つまり，リスクレベルを下げ，予防行動を増す，両方を行うとより効果的だということですね．
　「そうだ．しかしどちらかと言えば，まず予防行動に働きかけるべきだ．予防行動が増せば，結果としてリスクレベルは下がる」

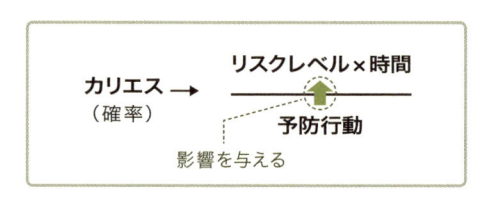

$$\text{カリエス（確率）} \rightarrow \frac{\text{リスクレベル} \times \text{時間}}{\text{予防行動} \uparrow}$$
影響を与える

——とてもよくわかります．ところで，リスクレベルのみを下げるというのは，具体的にはどんなことを指すのですか？
　「たとえば，PMTCなどだ．モチベーション強化なしのプロフェッショナルクリーニングは要注意だ」

　私は，これまでの臨床経験で，PMTCは確かにペリオのコントロールには有効かもしれないが，それならなぜ根面カリエスが多発するのだろう，と疑問に思っていた．皆さんも経験がないだろうか？
　マーロウ先生は，まるですべてを見通したように，こう言ってくれた．
　「自分の臨床実感と研究データの結果が異なっていたら，その隙間に真実があるものだ」

まず予防行動の輪を大きくする

　ここでもう一度，カリエスの発生・進行とリスクレベル・予防行動の関係式を思い出してもらいたい．

$$\text{カリエス（確率）} \longrightarrow \frac{\text{リスクレベル} \times \text{時間}}{\text{予防行動}}$$

　マーロウ先生は，カリエスの発生・進行はリスクレベルが増加すると上がり，予防行動が増すと減少することを，この式で説明してくれた．
　そして予防行動が増加すると，リスクレベルもある程度は自動的に下がるので，歯科医師や歯科衛生士はまず，患者が予防行動を起こすことに主眼を置くべきだと言った．

　よく予防の講演会やセミナーなどでは"予防管理"という言葉を聞くが，私はこれには違和感をもつ．私は，予防行動の増進とは"管理"でなく"伴走"に近いと思っているからだ．

私は"管理"という言葉があまり好きではないし，マーロウ先生もこう言っていた
「はたして人は管理される，ということをはじめから望むだろうか？」

だからといって，プロフェッショナルによる管理が不必要であるか，と聞かれると，そうは思わない．
その理由を記す前に述べておくと，私の結論は"必要に応じて"だ．盲目的に"システム"という名のもとに，だれに対しても同じ方法で行うものではないと思う．

そのことを理解したマーロウ先生とのディスカッションを紹介する．
マーロウ先生は予防行動とリスクレベルの関係について，とてもシンプルでユニークな図を描いてくれた．私はこれを"予防行動の輪"と名づけたい．
たとえば，状態が安定しているリスクの低い状態はこうだ．

【 安定している状態 】

予防行動

リスクレベル

予防行動の輪が，リスクレベルの輪よりも大きい

この状態では，リスクレベルは予防行動の中に収まっている．つまり，予防行動が十分に成果と効果をあげている状態だ．クワドラント分類では O クワドラントに入る．

反対に，不安定な状態の場合はこうなる．

【 不安定な状態 】

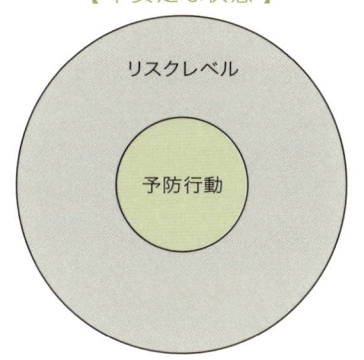

予防行動の輪よりもリスクレベルの輪が大きい

　これは，リスクレベルが予防行動を超えてしまい，とても将来が心配な状態を示している．クワドラント分類では A クワドラントに入る．
　この場合，やるべきことはたった 2 つだ．
　一つは，予防行動の輪を大きくすること．
　もう一つは，リスクレベルの輪を小さくすることだ．

【 リスクレベルの輪を小さくし，予防行動の輪を大きくする 】

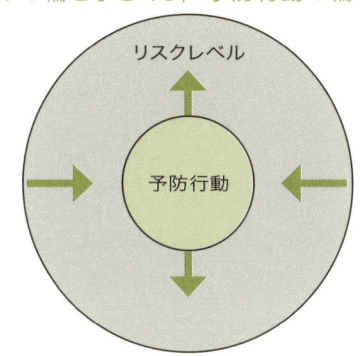

　ひと通りの治療を終え，個々の患者さんの状態を判断するときに，この図は臨床医の頭の中に自然に描かれていると思う．
　2 つの方法のうち，どちらが大切かは前にも述べた．まず，予防行動の輪を大きくするべきだ．そうすることによって，リスクレベルの輪は結果として小さくなる．

リスクレベルの輪を小さくする――プロフェッショナルケアの役割

　現実の臨床では,"予防行動の輪"がなかなか大きくならない,あるいは"リスクレベルの輪"が小さくならない患者もいる.

　患者によっては,リスクレベルの輪がとてつもなく大きくなり,予防行動の輪を大きくしても,それを超えることが現実的でなくなってしまう場合もある.全身的な問題を抱えた患者に多い.

　こういった場合には,予防行動へのアプローチのほかに,プロフェッショナルの手によって直接原因にアプローチすることは,なかなかいいアイデアだ.私は,それがプロフェッショナルケアの適応だと思っている.

　たとえばカリエスのケースで,頻回のプロフェッショナルクリーニングと高濃度フッ化物の歯面塗布を組み合わせたり,抗菌薬の局所応用を試みたり.重症のペリオのケースなら,残存ポケットへのSRPや,ひょっとしたら抗菌薬のポケット内投与を考える人もいるかもしれない.

　ただし,経験を積んだ臨床医ならばだれでもわかっているだろうが,これらはリスクの輪をある程度は小さくしても,効果はとても限定的で,根本的な解決法ではない.

ほんとうのPMTC

　PMTCに関して,英国から興味深い研究[9]が報告されているので紹介したい.
　この研究では,11～14歳の女子261人を対象に,2週間に一度のプロフェッショナルクリーニングを3年間行ったテスト群と,口腔衛生指導のみのコントロール群を比較し,2年後のカリエスの発生を比べている.結果は,テスト群とコントロール群の間で,カリエスの発生に有意差がなかった.

　その一方で,スウェーデンの高名な歯周病専門医Axelsson博士の一連のメインテナンスに関する臨床研究[10,11]は,確かに予防の概念を一変させた.実験系は先の英国の研究と類似しているが,1981年の研究[10]ではプロフェッ

ショナルクリーニングの効果が如実に表れている．
　同じようなプロトコルにもかかわらず，2つの研究で異なる結果が出ているのはなぜだろう？

【PMTCのカリエス予防効果に関する2つの研究結果】

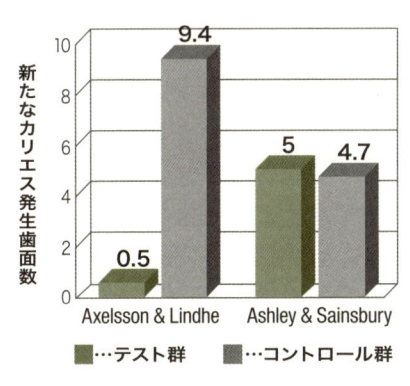

（棒グラフ：新たなカリエス発生歯面数）
- Axelsson & Lindhe：テスト群 0.5，コントロール群 9.4
- Ashley & Sainsbury：テスト群 5，コントロール群 4.7

結果が異なるのはなぜだろう？

　ちなみに，英国のKidd博士はこの結果の違いについて，「フッ化物の使用と患者教育の違い」とコメントしている．
　すなわち，Axelsson博士らは，来院時にカリエスの病因やフッ化物の知識についてコンサルテーションも行っていたのに対し，英国のグループは機械的な清掃のみであった．

　――そうなると，プロフェッショナルクリーニングというのは，われわれが考えているよりも直接的なカリエス予防効果はないのかもしれませんね．
　「むしろ，**プロフェッショナルクリーニングは患者のモチベーションの強化や維持への効果が強いような気がする**」

　――カリエス予防に関しても，その主体は，リスクレベルを単純に下げることではなく，予防行動を強化すること，なのですね．それがカリエス予防の本質だと．
　物静かなマーロウ先生には珍しく破顔で答えてくれた．
　「わかってくれてありがとう」

Lesson 9

マーロウ先生のリスク論 3

……「患者にとって最高の歯科衛生士は
"患者自身"だ」……

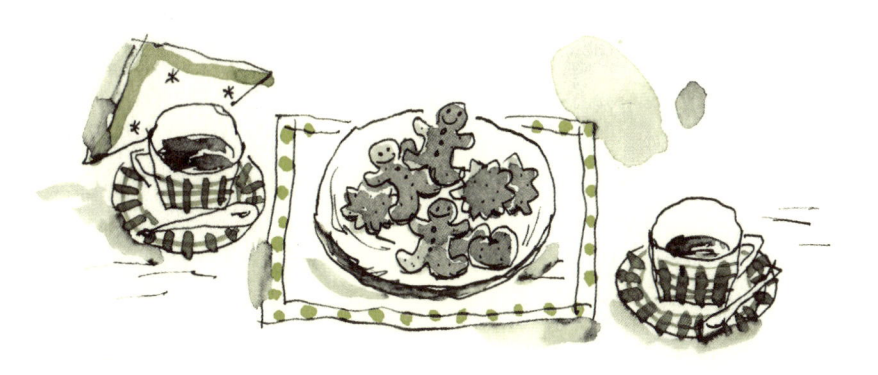

リスクコントロールをするうえで最も大切な予防行動をどう起こし，それを続けるか，についてのディスカッションを紹介する．そのなかでも，特にプラークコントロールはどうあるべきか，に焦点を当てる．

北欧の冬はやはり厳しい．

日の出がとても遅く，朝8時からの授業にぎりぎりに向かっても，空にまだ星や月が見えるときもある．雪はそれほど降らないが，とても寒い．

ヤンセンバーグの風を「グルカナイフのようだ」と，だれかがどこかで書いていたが，とても的確な表現だと思う．

冬の間はいろいろな友人宅でのパーティを楽しむ．お酒の入ったどんちゃん騒ぎはなく，ロウソクの灯りの下で知的な会話を楽しむ．そんなパーティで，私はいろいろなことを学んだ．

専門知識以外で帰国後の自分の人生にもたらされた一番大きな収穫は，"自分がいかに自分の国のことを知らないか"ということだった．自国の歴史，文化，宗教，政治，自然に精通することは，外国人と交流するための条件であり，資格であり，そして資源だ．外を知るためには，まず内を熟知することだと思う．

予防歯科における長期研究の意味

スウェーデンのAxelsson博士が報告した長期のメインテナンス結果のデータは，われわれに多くの示唆を与えてくれる．PMTCないしPTCという言葉も，すっかり臨床の現場に定着した感があるが，はたして数カ月に1回，プロフェッショナルが患者の口腔内をクリーニングするだけで，なぜ病気が予防できるのだろう？　しばらくすれば，再びプラークは蓄積し始めるのに……．

留学中そう思った私は，図書館にこもり，さまざまな文献を調べ，細菌学的，病理学的な説明をみずから試みた．しかし，納得する根拠には出会わなかった．

私にとっての問題は，この長期メインテナンスの結果をどう解釈していくか，だ．これについて，マーロウ先生はこう言っていた．

「長期の臨床研究の結果はとても貴重なものだ．一つの表を作るのに，何十年もかかることがある．しかし臨床研究では，それが長期になればなるほど，科学的にピュアな結果は得にくくなる．なぜなら，"方程式"にいろいろな要素が絡むからだ．患者には個体差があるし，生活の違いもある．特に，生活のなかでは，さまざまな因子の影響を受けやすい」

――ということは，あまりにも長期の臨床研究はかえって信用できないということですか？

「そうは言えない．私が君に伝えたいことは，逆に長期の臨床研究の結果は，さまざまな影響を受けているので，かえって現実に即したものになるだろう，ということだ．したがって，賢い学徒は結果そのものよりも，なぜその結果が出たか，の意味を考えるものだ」

――つまり，Axelsson博士のデータには，診療室でプラークを定期的に，機械的に，長期に除去する行為そのものより，もっと結果にかかわりをもつなにかがあると？

「そうだ．私見を言わせてもらうと，この偉大なサクセスを理解するためのキーワードは"PMTC"ではなく，"習慣"と"知識"だと思う」

習慣と継続のサイクル

そう言うと，マーロウ先生は手元にあった新聞クーポンの裏に，図を描いた．

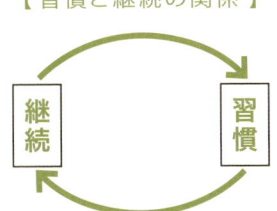

【習慣と継続の関係】

継続 ⇄ 習慣

マーロウ先生はいつでもどこでも，紙とペンを使って，私が感心する図を描いてくれる．天性の教師なのだろう．

「習慣は継続を呼び，継続は習慣を呼ぶ．2つは双子の関係にある」

――そうか．予防行動の輪（Lesson 8）が大きくなっても，また縮んでは意味がないですからね．

「そのとおり．人はこの"継続と習慣のサイクル"に入れば，大きな成果を約束される．でも，そこまでが大変だ」

——ダイエットでも，禁煙でも続けるのが大変ですよね．このサイクルに入るためには，どうしたらよいのでしょう？

そう聞くと，マーロウ先生は"習慣と継続のサイクル"の図に，こう描き加えた．

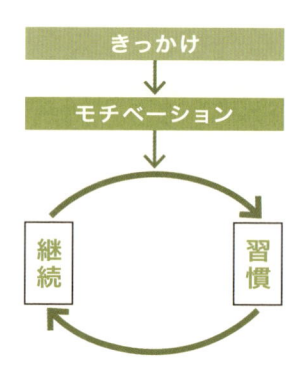

```
        ┌──────────┐
        │  きっかけ  │
        └──────────┘
              ↓
        ┌──────────┐
        │モチベーション│
        └──────────┘
              ↓
    ┌────┐      ┌────┐
    │継続│ ←──  │習慣│
    └────┘      └────┘
         ──→
```

「なにかを始めるには"きっかけ"が必要だ．きっかけが生まれてはじめてサイクルに入るための扉がわずかに開く．しかし，それだけでは十分ではない」
——そこで必要なのが"モチベーション"ですね．
「そう，変わりたい，変わらなければいけないという気持ちがこのモチベーションだ．たいていの場合，きっかけ→モチベーションと続いて，はじめて"習慣と継続のサイクル"に入るチャンスが生まれる．口腔衛生指導でも，モチベーションに重点を当てるようによく言われるのはこのためだ」

モチベーションは"動機付け"と言われる．それは"習慣と継続のサイクル"に入るための"トリガー（引き金）"だ．

——習慣と継続のサイクルに入れば，患者さんは予防行動を起こし，継続してくれるのですね．
「ところが，そううまく事は運ばないものだ．なにかのきっかけで，その回転は停滞することがある．目に見える成果が上がらなかったり，価値観が変わったり……．"習慣と継続のサイクル"にも成熟度があるのだと思う．
その一方で，サイクルの回転が衰えないどころか，回転がどんどん加速する人もいるから，人間というのは面白いと常々思う」

——サイクルが停滞してしまった人に，なにか処方箋はありますか？
　「経験上，サイクルが安定するまで"知識"と"快適さ"を燃料として与えていると，停滞の危険性は大きく減ると思う」
　そう言うと，マーロウ先生は再び図に描き込んだ．

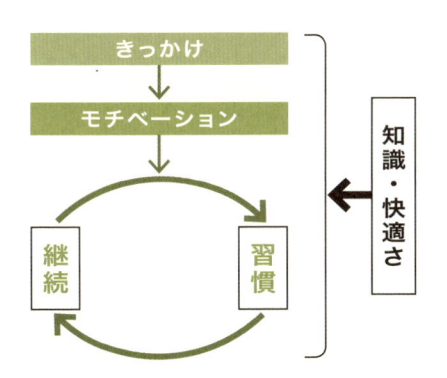

　——"知識"と"快適さ"ですか……．マラソンも，ダイエットや禁煙も，なぜするのか？　どうしたらいいのか？　などの知識があれば続けやすいし，快適であれば続けたい！　と思いますからね．

子どもの頃からの習慣

　すすめられて，私はお茶をおかわりした．マーロウ先生も今日は珍しく，コーヒーではなく，アールグレイを飲んでいる．いつものマグカップのかわりに，陶器の白いティーカップを持つマーロウ先生は，少しカッコイイ．今考えてみると，"マーロウ"という名前も北欧系の名前ではなく，英国系の名前のように思う．だが私は，その辺の詳しい事情は知らない．

　「もう一つ，習慣と継続のサイクルを止めない方法がある．それも，ものすごく強力な方法だ」
　——強力な方法？　どんな方法ですか？
　「子どもの頃に習慣づけることだ．成長とともに継続が加わる．私は，予防行動に関してはこれが最も強力な方法だと思っている．

君は教会や寺院に行くことはあるかね？」
――恥ずかしながら，滅多に行きません．

「実は私もそうだ．しかし，私の同僚のドミニク（歯科衛生士）は，子どもの頃から教会へ行っているので，日曜日の朝に教会へ行くことに何の苦もない．聖書を読むことを楽しんでいる．いまでも，毎回新しい発見があるという．これは子どもの頃からの習慣の賜物だ．
　子どもの頃に習慣化されたものは，とても大きな意味をもつ．たとえ，人生の一時期，"習慣と継続のサイクル"が止まってしまっても，それを再び動かすのは比較的容易なはずだ．
　現実はしかし，多くの人は子どもの頃に予防行動が習慣化されていないために，問題を抱え，歯科医院に来るものだ．私がもっと若い頃に気づいていたら，診療室の外に出て，子どもたちへこれを伝えたかった……．これは，君たちの世代の役目かもしれない」

情報のフロー

　習慣と継続のサイクルへ入るために，われわれは患者に知識をどう与えればよいのだろう？
　私の問いに対するマーロウ先生のアドヴァイスはこうだった．
「××すべき，と指導するより，もっとも大切なことは情報のフローだと思う」

私はこう聞いてみた．
――情報を与えることですね．つまり，患者教育が大切だと．
「いや，私が言いたいのは知識を与えることだけでなく，**与え続けることだ**」
――与え続ける？
「そうだ．情報，それとお金もそうだが，目に見えないものはストックではなく，フローの状態でないと価値は大きく下がる」

――前にも"オフィス・アプローチ"（Lesson 4 参照）として，似たようなことを教えてくださいました．どんな情報を流せばいいのでしょうか？

「君はどう思う？」

——患者に予防の大切さを知ってもらうような情報ではないでしょうか．

「いいや，私は"病気の知識"だと思う．経験上，患者に予防がいかに大切かを説いてもあまり意味はないようだ．人は正しいからといって，行動するほど合理的ではないからね．多くの人がタバコを止められないことが，いい例だろう」

——それはたとえば，どんな知識ですか？

「まず，その病気はなぜ起こるのか，を正確に伝えることだ」

——予防の方法ではなく，なぜ起こるのか，をですか……？

「あくまでも君個人へのアドヴァイスだが，口腔衛生指導の時間の多くを"病気はなぜ起こるか"ということに使うべきだ．歯ブラシの動かし方や，歯間ブラシの使い方などよりも，それを優先させるべきだ．なぜなら，知識は人を動かすからだ」

——ヤンセンバーグのペリオクリニックでもそう教えられます．でも，患者さんにどこまで情報を伝えればいいのでしょう？

「患者にとって最高の歯科衛生士は"患者自身"だ．私は医学における予防というのは，自分で自分をコントロールできるようになることだと思う．プロフェッショナルの本当の役割は，それをサポートすることだ．患者が家に帰り，家族や友人にプラークの為害性をできるだけ正確に説明できるようになれば，合格だ．そうすればなにかが変わる」

方法を選択する

　私は歯科医師になったいまでも，病理学総論という分野が好きだ．学生時代に，イタリア帰りのS教授の講義を受けて以来だ．

　ペリオの治療をしているときも，炎症とはなにか，感染とはなにか，再生とはなにか，をいつも頭に入れて臨床を考えたり，組み立てたりする．これも北欧の教師たちから学んだ習慣で，私のオフィスの本棚にはいつでもボロボロの病理学の教科書がある．

病理学には"Etiology（病因）"という言葉がある．また似たような言葉に"Pathogenesis（病理発生）"という言葉もある．前者は病気の"原因"，後者はその原因に対し個体や諸臓器がどう受け止め，どう変化したかの様子だ．

わかりづらいと思うが，マーロウ先生があまったカルテ用紙に"コップの水"の絵を描いて説明してくれた．

コップから水があふれると，つまり水がある一定のレベルを越えると，症状が出現したり，検査データが異常になる，と考えればいい．

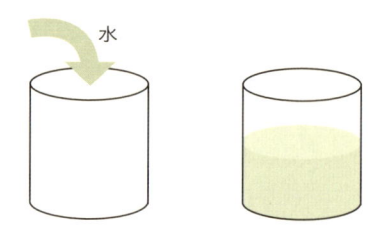

Etiology…水そのもの
Pathogenesis…水がコップにたまる様子

介入には，Etiologyへのアプローチと，Pathogenesisへのアプローチがある．例をあげると，プラークコントロールは前者で，フッ化物の応用は後者だ．そしてマーロウ先生はこう言っていた．

「どれか一つのEtiologyへのアプローチのみで成功を収めることは，非常に難しい．特にカリエスでは特定の予防法に固執しないことだ」

たとえば，カリオロジーにも抗菌薬などで特定の細菌を狙い打ちした，抗菌療法というものがある．北欧でもかつて，Mutansをターゲットにした1%クロルヘキシジンのゲルを用いた方法があった．しかし，これは1990年代の始め頃に研究が収束してしまった．一連の研究からわかったことは，"適応症がある"ということだけだ．

そして，EtiologyへのアプローチとPathogenesisへのアプローチの関係について，マーロウ先生はこう考えていた．

「Etiologyが複雑な病気では，Pathogenesisへのアプローチも組み合わせると，より効果的にコントロールできるものだ」

Etiologyへのアプローチ ── プラークコントロールのベクトル

マーロウ先生は細菌学にも造詣が深く，私にこう話してくれたことがある．
「細菌の繁殖には，そのための環境があるものだ．繁殖は環境の"結果"であることに気づくと，すべての見方は変わるだろう」

──個々の細菌を狙うより，口腔内環境に注目するのですね．
「そうだ．われわれはつい，それまでにわかっている細菌だけで現象を論じようとする．やがて新しい細菌が見つかると，それに意味をもたせようとして新しい議論が始まる．その繰り返しは，まるでラットレースだ．だから，われわれは個々の細菌ではなく，プラーク全体に対処したほうが賢いと思う」
──プラーク全体ですか．
「そう．結局はプラークコントロールに戻るわけだ」

ちなみに，マーロウ先生は"バイオフィルム"という言葉があまり好きではなかった．
「バイオフィルムは性状や構造を示す言葉で，"デンタル・プラークはバイオフォルムとしての特徴がある"という表現が正しい」
のだそうだ．

一般に，プラークコントロールには以下の4つの方法がある．
① 患者自身のメカニカル（機械的）コントロール
② 患者自身のケミカル（化学的）コントロール
③ プロフェッショナルによるメカニカルコントロール
④ プロフェッショナルによるケミカルコントロール

だから，現実のプラークコントロールでは，だれがどういう方法をとるかによって，患者自身（セルフ）VS プロフェッショナルと，メカニカル VS ケミカルの綱引きが起こる．物理や数学でいう"ベクトル"が発生するのだ．
どの方向にベクトルを働かせるのがもっとも効果的かを考えた場合，それは患者自身による機械的なプラークコントロールであることに異論を唱える臨床医はいないと思う．図にするとこうなる．

【 もっとも効果的なプラークコントロールのベクトル 】

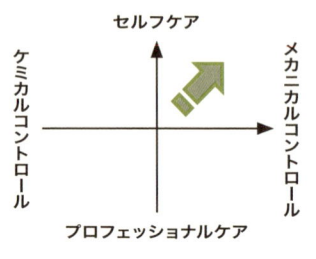

よりセルフに，よりメカニカルに

　この図をマーロウ先生は"プラークコントロールのベクトル"と名づけていた．つまり，プラークコントロールは"よりセルフに，よりメカニカルに"向かうべきという，臨床での方向付けを示している．

　特別なケース，たとえば歯周外科直後などでは，このベクトルは一時的に"ケミカル＆セルフ"の方向へ向かうかもしれない．
　また，小児など自分で十分なプラークコントロールが難しい場合は，このベクトルは"メカニカル＆プロフェッショナル"（小児にとってのプロフェッショナルは親だ）へ向かう．ただし，どちらの場合もいずれはセルフ＆メカニカルの方向へ向かわなくてはならない．

　しかし，最近の予防歯科の専門家の関心は"よりケミカルに，よりプロフェッショナルに"の方向へ向いているように思う．それは，この本のプロローグに書いたシンポジウムでマーロウ先生が指摘していたことだ．

【 最近の予防歯科の傾向 】

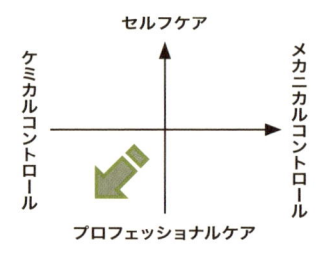

よりケミカルに，よりプロフェッショナルに

Pathogenesisへのアプローチ

　齲窩は"脱灰"というプロセスを経る．カリエスにおいてPathogenesis＝脱灰へのアプローチとして一番に考えられるのは，フッ化物の応用であろう．
　現代カリオロジーにおいて，もっとも効果のあるフッ化物の応用方法は歯磨剤を用いた方法とされる．考えてみればこれはとても合理的で，フッ化物を使う際に，プラークも機械的に除去するからだ．これはPathogenesisとEtiologyの両方へ作用することになる．

　フッ化物は歯面上のプラークが除去された状態で作用するほうが，プラークに覆われた状態よりも大きな効果を発揮しうるという．つまり，プラークコントロールがなければフッ化物の効果は最大限に発揮されないのだ．
　これは"プラークコントロールのベクトル"でいう，"よりメカニカルに，セルフに"というコンセプトにも一致している．

予防行動を維持する ── 情報のフローと良い風車・悪い風車

　予防行動を開始した患者にとって，それを続けることは大きな課題だ．
　先ほど，情報のフローという表現で少し紹介したが，このことをマーロウ先生は別の表現で"風を吹かせること"と言っていた．マーロウ先生は，私のノートに2つの風車の絵を描いてくれた．"良い風車"と"悪い風車"の絵だ．

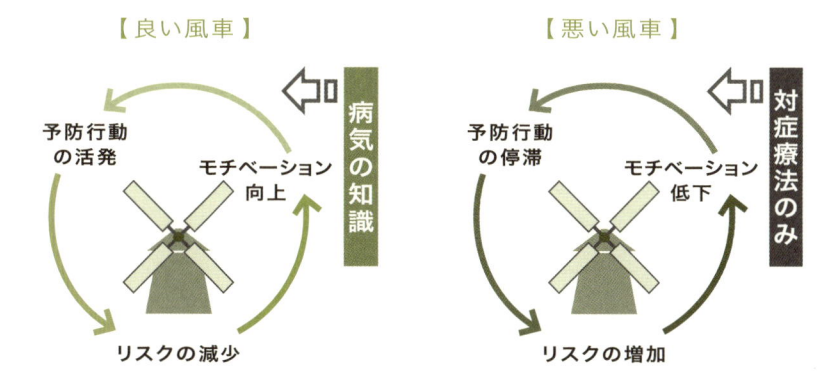

【良い風車】
予防行動の活発 → モチベーション向上 → 病気の知識 → リスクの減少 →（循環）

【悪い風車】
予防行動の停滞 → モチベーション低下 → 対症療法のみ → リスクの増加 →（循環）

病気の知識を"風"と考えると，その風は患者のモチベーションを上げ，予防活動が活発になり，結果としてリスクが減少する．リスクの減少を患者が実感すると，さらにモチベーションが上がり，風車は回転し続ける．知識を得た患者は，自身で「ではどうしたら？」と興味をもつからだ．

　反対に，予防や病気の知識なしに修復や抜歯などの対症療法ばかり受けている患者はどうだろう？
　危機感や不安から一時的にモチベーションは上がるかもしれないが，そういった患者はやがて不安や恐怖から逃れるため，頭の中で一見合理的な理由を見つけ出し，逃避する．恐怖や不安に対抗しようとするよりも，考えないことのほうがラクだからだ．

　だから，対症療法は特にリスクの高い患者にとっては，結果としてモチベーションの低下を招くことがある．予防行動は怠慢になりがちになり，結果，リスクは上昇する．これが"悪い風車"だ．

　マーロウ先生は，こう言っていた．
　「定期的な来院時に，良い風車を回すような風を吹かせることこそが，来院の大きな目的だ」
　そして，いまの私にとって，オフィスでの予防的介入のすべてが，その目的のもとに行われるものと思っている．

最後のディスカッション

　この本を読んで，読者の皆さんのなかには"具体的にどう予防していくのか"について，私がもっと具体的なノウハウを書くべきだ，と思った人もいるかもしれない．
　マーロウ先生は，最後のレッスンでこう言っていた．
　「一流のハードカバーの教科書のなかでも，個人の予防法はいろいろ紹介されているが，特定の予防法を推奨することはあまりない．まず，その意味を考えてみることだ」

——その意味，ですか？

「そう．ハードカバーの本は世界中の読者を対象にしているので，そこまで書ききれないのだ．集団でも個人でも，予防方法はまずその地域の政治制度，文化や環境，法律，そして罹患率などの"地域特性"などに合わせなければならない」

——わかります．私が自分の国で北欧の方法をそのまま行おうとしても，条件や環境が違うので難しい部分もありますから……．

「ただ，カリエスに関して君に具体的なアドヴァイスをするならば，どの患者にもプラークコントロールを行ってほしいし，1日に2回フッ化物入りの歯磨剤を併用してもらいたいと思っている．その組み合わせがカリエスに効果的であることは，数々の証拠が示しているからだ．それらは比較的実行しやすいし，おまけにコストが安い」

——ハイリスクの患者さんにはどうすべきでしょうか？

「"なぜ？"を考えて，理由をあげてみることだ．そのうえでわれわれが，その患者の価値観・生活，そして生物学的リスクを参考に，ハードカバーの本に"紹介"されている方法から選び，組み合わせる．だから，本によっては臨床例を提示できても，決まったレシピを提供できないのだ」

こう言われてみて気づいたのだが，治療は患者ごとで考える歯科医師も，予防となると"システム"という医院ベースで物事を考えてしまうのはなぜだろう．予防も医院ベースではなく，まず個人ベースで考えていいはずだ．

このことに気づいた私に，マーロウ先生はこう付け加えてくれた．

「前にも言ったと思うが，病気と健康を線引きすることは本来，とても不自然なことだ．それと同時に，予防と治療を区別すること自体も，やはり私には不自然に思える(Lesson 1参照)．ひとつ違うのはクワドラントだけだ(Lesson 2, 3参照)．

臨床医にとって，予防歯科臨床は特別な専門家が行う，特別な器材が必要な，特別な医療行為ではなく，普通の歯科医師がいますぐに日常業務として行えるものだ」

いまの私の臨床スタイルは，マーロウ先生のこの言葉に強く影響を受けている．

エピローグ

　私は現在，母国の小さなオフィスで毎日患者さんの診療をしているが，雑用の一切なかった留学時代がとても懐かしい．

　私にとってマーロウ先生というメンターに出会い，学んだ最高の成果は，"本質を考えること"であったと思う．

　予防歯科，予防臨床を学びたくてマーロウ先生のもとを訪れたのだが，いまの私の結論は，予防に取り組めば治療が必要になるし，治療に真剣に取り組めば予防が必要になり，患者にとっては両方必要であるという，当たり前のことだ．当たり前であるが，とても意味のある結論だと自分では思っている．

　このレッスンから間もなく，私は大学院の卒業試験の準備に入った．3年間のケースをまとめ，読んだ論文を確認し，3時間のプレゼンテーションの準備に備えた．そして無事に合格し，帰国を許された．

　帰国後しばらくして，マーロウ先生へ手紙を書いた．
　3週間後，返事がきた．味のある懐かしい筆跡に，思わず胸が熱くなった．
　最後まで読んでくれてありがとう．

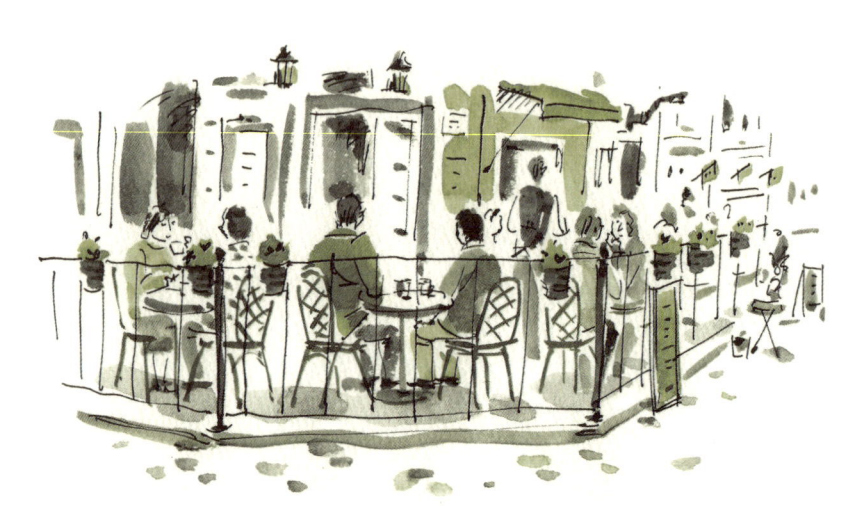

若き友へ

　手紙をありがとう．外国人としてのハンディもあっただろうが，よくがんばった．
　先日，君の指導教官のブライスにカフェ・ブルーでばったり会った．君のことをとても高く評価していたよ．私は自分の息子が誉められたみたいに嬉しかった．そしてこう聞いてみた．なぜ彼を急いで帰国させたのかね？　と．
　彼は，「君を君の国のために返すことが，神の意思だと思った」と答えてくれたよ．熱心なクリスチャンのブライスらしいコメントだ．

　私は君のおかげで，自分の臨床を言葉にすることができた．引退間際に君とディスカッションできたことを，とても感謝している．君に教えたことは私が経験し，思考したことばかりだ．
　だが，君はそれに囚われる必要はない．君は勉強をし，経験を経て，まず自分で思考してほしい．もしそれが異なる結論であるならば，次はその違いの理由を考えることだ．そこにほんとうの答えが隠されている．

　最後にひとつ教え忘れていたことがある．君は帰国後もいろいろなバックグラウンドをもった同業者と交わり，そして迷うだろう．歯科にもいろいろな考え方があるからだ．しかし，君はまず自分の学んだ体系に精通してほしい．なぜなら，一つの体系を徹底して究めれば，その対極をも突き抜けるからだ．
　また会えることを楽しみにしている．

君の年老いた友より
P. Marlowe

追伸　私はもうすぐ引退するが，連絡先はクリニックに残しておく．歯科衛生士のドミニクは引き続きあのクリニックに残ってくれるので，いつでも遊びに行くといい．コーヒーとジンジャークッキーはいつでもあるはずだ．

References

1) Wulff HR. Rational diagnosis and treatment. An introduction to clinical decision-making. Blackwell Scientific Publications, 1981.

2) Öwall B, Käyser AF, Carlsson G. Prosthodontics. Principles and management strategies. Mosby Wolfe, 1996.

3) Rose G 著, 曽田研二, 田中平三監訳. 予防医学のストラテジー 一生活習慣病対策と健康増進一. 医学書院, 1998.

4) Mann AH. The psychological effect of a screening programme and clinical trial for hypertension upon the participants. *Psychol Med*. 1977 ; **7**(3) : 431-438.

5) Hansel Petersson G, Twetman S, Bratthall D. Evaluation of a computer program for caries risk assessment in schoolchildren. *Caries Res*. 2002 ; **36**(5) : 327-340.

6) Wulff HR, Rosenberg R, Pedersen SA 著, 梶田昭 訳. 人間と医学. 博品社, 1996.

7) Krasse B. Caries Risk. Quintessence, 1985.

8) Kidd EAM. Essentials of dental caries. 3rd ed. Oxford University Press, 2005.

9) Ashley FP, Sainsbury RH. The effect of a school-based plaque control programme on caries and gingivitis. A 3-year study in 11 to 14-year-old girls. *Br Dent J*. 1981; **150** : 41-45.

10) Axelsson P, Lindhe J. Effect of oral hygiene instruction and professional toothcleaning on caries and gingivitis in schoolchildren. *Commun Dent Oral Epidemiol*. 1981; **9**(6) : 251-255.

11) Lindhe J, Axelsson P, Tollskog G. Effect of proper oral hygiene on gingivitis and dental caries in Swedish schoolchildren. *Commun Dent Oral Epidemiol*. 1975 ; **3**(4) : 150-155.

〜あとがき〜

はじめて本を書いた．

この本の内容は，
私が主催するたった3人の歯科衛生士の勉強会向けに書いた原稿が
もとになっている．

完成したら表紙をつけて，ホチキスで留めて，
メンバーや開業医仲間に配るつもりだった．

その草稿が医歯薬出版の編集の方の目に留まり，
対話形式に書き直し，
月刊『歯界展望』2009年4月号から12月号まで連載された．

多くの方々から反響をいただき，
素晴らしい読者に読まれていたことを実感した．
また，それがきっかけでいろいろな人々と出会うことができた．

連載終了後も，関係者が書籍化に奔走してくれた．
たいした業績のない地方の開業医が雑誌に連載したり，本を出したり……
出会いがチャンスを呼び，そのチャンスが別の出会いを引き寄せる，
その連続だった．

不思議なことに，学生時代からいまにいたるまで，私が壁に突き当たると，
必ず目の前に，とても優秀な教師や恩師，師匠が現れ，私を導いてくれる．
そのような出会いとチャンスの連続に，さらに見えない力が加わり，
私を北欧の地へ送り出してくれた．

そんな不思議な体験を何度も繰り返しているうちに，
それは私になにをさせたいのだろう？　と考えるようになった．
そして，あることがきっかけで，その意味を確信した．

それは,「次は自分が周りの人たちになにかをする番なのだ」ということ.
そんな思いに駆られて勉強会を主宰し,
その内容をパソコンで記録し,
それが雑誌に連載され,
そしてこの本になった.

読んでいただくとわかるが,
この本の内容はとても抽象的だ.
きれいな臨床写真や,明日から使えるノウハウは一切ない.
出版社の立場からみると,時代に逆行している"売れない本"の典型だ.

でも,ある読者は読むたびに違う感想をもつ,とコメントしてくれた.
感性の研ぎ澄まされた読者は,きっとなにか感じてくれると思う.
それでいいと思っているし,
それがいいとも思っている.

2010年冬　神保町 café andonand にて

大野純一

【著者略歴】

大野　純一
おお の　じゅん いち

　1993年　東京歯科大学卒業
　　　　　東京医科歯科大学歯科保存学第2講座
　1997年　スウェーデン・イエテボリ大学留学（〜2001年）
　2003年　大野歯科医院
　　　　　http://maebashi-dent.com/

では，予防歯科の話をしようか
マーロウ先生の北欧流レッスン

ISBN978-4-263-46107-5

2010年12月20日　第1版第1刷発行
2022年 4月10日　第1版第7刷発行

著　者　大　野　純　一
発行者　白　石　泰　夫
発行所　医歯薬出版株式会社

〒113-8612　東京都文京区本駒込1-7-10
TEL.（03）5395-7638（編集）・7630（販売）
FAX.（03）5395-7639（編集）・7633（販売）
https://www.ishiyaku.co.jp/
郵便振替番号　00190-5-13816

印刷・三報社印刷／製本・皆川製本所

乱丁，落丁の際はお取り替えいたします.

Ⓒ Ishiyaku Publishers, Inc., 2010. Printed in Japan

本書の複製権・翻訳権・翻案権・上映権・譲渡権・貸与権・公衆送信権（送信可能化権を含む）・口述権は，医歯薬出版(株)が保有します.
本書を無断で複製する行為（コピー，スキャン，デジタルデータ化など）は，「私的使用のための複製」などの著作権法上の限られた例外を除き禁じられています. また私的使用に該当する場合であっても，請負業者等の第三者に依頼し上記の行為を行うことは違法となります.

JCOPY ＜出版者著作権管理機構　委託出版物＞
本書をコピーやスキャン等により複製される場合は，そのつど事前に出版者著作権管理機構（電話03-5244-5088, FAX 03-5244-5089, e-mail:info@jcopy.or.jp）の許諾を得てください.

今度のメンターはナイフのように鋭く，
そしてどこか可笑しい……
噂のセミナー　初の書籍化！

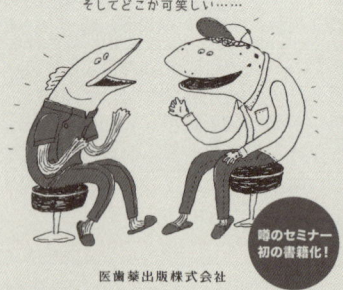

患者はなぜあなたの話を聞かないのか？
メディカル・ダイアローグ入門

尾谷 幸治・大野 純一 著

- A5判／112頁／2色刷
- 定価3,300円（本体 3,000円＋税10％）
  ISBN978-4-263-44426-9

あの大ヒット作
『では，予防歯科の話をしようか』の著者と，
今，歯科界を席巻するカウンセラーが組んだら，
すごい本になりました！

あなたの世界観とコミュニケーションが変わる
「不思議な教師」の
セミナーへようこそ！

Contents

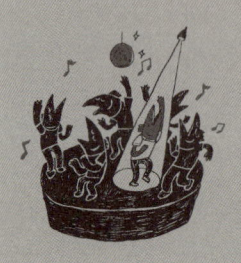

Lesson 1	"私"を知る　―コミュニケーションの前に―
Lesson 2	"無意識"を知る
Lesson 3	無意識下の"望み"を知る
Lesson 4	相手の望みを"訊く"
Lesson 5	意味不明・実現不可能な望みには？
Lesson 6	選択肢を提示する
Lesson 7	相手との関係を切らないためのスキル 1　―イエスセット―
Lesson 8	相手との関係を切らないためのスキル 2　―2つのコミュニケーションを使いこなす―